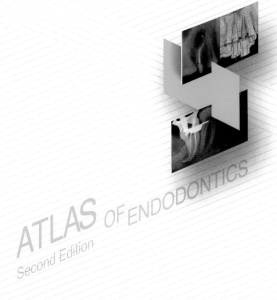

ATLAS OF ENDODONTICS

Second Edition

口腔临床操作技术丛书

第**2**版

根管治疗图谱

ATLAS OF ENDODONTICS

Second Edition

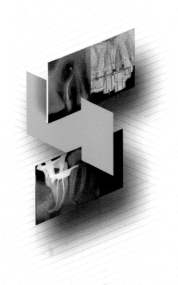

主 编 彭 彬

编 者 （以姓氏笔画为序）

王 茜	王 莉	王亚珂	尼 娜
边 专	朱玲新	刘明文	闫 萍
杨 倩	沈 雅	宋亚玲	宋光泰
张 伟	张 瑜	张 睿	张 露
陈 智	范 兵	赵 丹	黄 翠
梁珊珊	彭 彬	程 越	樊明文
魏丽丽			

人民卫生出版社
·北 京·

主编简介

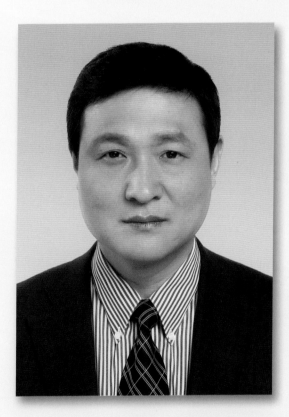

彭 彬

教授、主任医师、博士生导师，
学科首席专家,珞珈杰出学者

1997—2017 年担任武汉大学口腔医学院牙体牙髓病教研室主任。兼任中华口腔医学会口腔激光医学专业委员会副主任委员,中华口腔医学会牙体牙髓病学专业委员会常务委员,武汉口腔医学会副会长。主编《牙髓病学》《根管治疗图谱》等专著,发表 SCI 收录论文 80 余篇。国务院政府特殊津贴获得者,卫生部有突出贡献中青年专家。

第 2 版前言

第 1 版《根管治疗图谱》于 2008 年 7 月出版,目前已累计印刷 23 次,总发行量 6 万余册。该书图文并茂、通俗易懂,很多年轻口腔医生把它作为进入临床的必读书目;很多老师向研究生和规培生推荐本书;很多口腔医疗机构把它用于新员工培训。该书网上书评近 4 000 条,好评率高达 99.6%。说明本书深受广大口腔医务工作者的喜爱,对提高我国根管治疗的整体水平发挥了积极作用。

近年来根管治疗的理念、技术和器材在不断地更新、完善和提高,第 1 版已经不能完全满足广大口腔医生的需求,很有必要进行修改和增加相关内容。第 2 版新增了 3 章内容,分别是牙内陷的诊疗、牙髓再生术和锥形束 CT 的应用;同时,图片从第 1 版的 800 余幅增加到 1 500 余幅,并新增 52 个视频,以二维码的形式随正文展示,使新版不仅在内容上更加丰满,而且在临床操作上更具指导意义。

第 2 版新增编委 15 人,他们大多数是具有博士学位的青年专家,学习和应用新知识、新技术的能力较强,在查阅大量资料的基础上对撰写章节不断进行修改和提炼,对保持本书的先进性发挥了重要作用。

第 2 版新增的病例和视频绝大多数来自于武汉大学口腔医院，是全院众多专家教授和研究生共同辛劳的结晶；第 2 版还采用了一些院外医生朋友和学生提供的病例，使得病例种类和质量均有所提升。在此一并表示感谢！此外，第 2 版还增加了主编发表的主要论著，是对本书的一点补充，不妥之处还请见谅。

2022 年 2 月 8 日

目录

二维码目录

扫二维码免费观看视频：

1. 首次观看需要激活，方法如下：①用手机微信扫描封底蓝色贴标上的二维码(特别提示：贴标有两层，揭开第一层，扫描第二层二维码)，按界面提示输入手机号及验证码登录，或点击"微信用户一键登录"；登录后点击"立即领取"，再点击"查看"，即可观看配套增值服务。

2. 激活后再次观看的方法有两种：①手机微信扫描书中任一二维码；②关注"人卫助手"微信公众号，选择"知识服务"，进入"我的图书"，即可查看已激活的配套增值服务。

第一章

病例选择

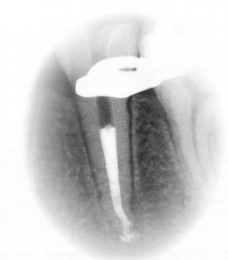

　　根管治疗病例选择的目的是判断和确定治疗的可行性和科学性，避免治疗达不到效果而失败。有资料显示，在根管治疗失败的病例中，有 22% 归咎于病例选择的失误。因此，病例选择是否妥当是影响根管治疗效果的重要因素之一。

　　大多数牙髓病、根尖周病和牙周 - 牙髓联合病变均可做根管治疗。在根管治疗的病例选择中，术者除了要重点考虑患牙的状况外，还要对自己临床水平有正确的认识，才能使患者得到最有效的治疗，并避免出现医疗纠纷等问题。

一、根管治疗的难易度

为了帮助医师客观和适度地评价自己处理不同难易程度根管治疗病例的能力,一些学者根据医师的临床经验和技术水平,将根管治疗病例的难易度分为以下3度:

1度:即一般难度,指从口腔医学院校或设有口腔医学专业的学校刚毕业的口腔科医师所能处理的病例。

2度:即中度难度,指接受过毕业后根管治疗培训包括规培或有一定根管治疗经验的口腔全科医师所能处理的病例。

3度:即重度难度,指接受过根管治疗专门训练且有一定经验的口腔全科医师或牙体牙髓病专科医师所能处理的病例。

上述分度标准仅作为医师对自己能力进行评估的参考,随着经验的不断积累,医师可逐渐治疗难度更大的病例。以上3度分别包含哪些具体病例,将在下文一一介绍。

二、患牙情况

(一)牙位

一般来讲,患牙在牙弓中的位置越靠前,视野就越清楚,操作也就相对越容易;牙位越靠后,视野就越差,治疗也就越困难(图1-1)。如前牙和前磨牙的位置靠前,通常可列为1度(图1-2);第一磨牙的位置略靠后,可列为2度;所有第二、第三磨牙均列为3度。同时,患牙位置越靠后,不仅影响橡皮障的安放和临床操作,而且牙根形态也越复杂,越容易出现并发症(图1-3)。

当患牙错位或倾斜时会增加治疗难度,轻度倾斜或扭转(<10°)为1度,中度倾斜或扭转(10°~30°)为2度,重度倾斜或扭转(>30°)为3度(图1-4)。移植牙治疗难度增加,均为3度(图1-5,图1-6)。

(二)患牙长度

牙的平均长度在18~22mm,患牙过长或过短均会给治疗带来困难。若患牙工作长度小于15mm,可能因根尖吸收而导致根尖孔过大,使治疗难度增大,应为3度。若患牙工作长度大于25mm,就会增加根管预备和充填方面的难度,特别是需要用31mm的锉来进行后牙根管预备时,颌间距离会显得不足,也为3度(图1-7)。

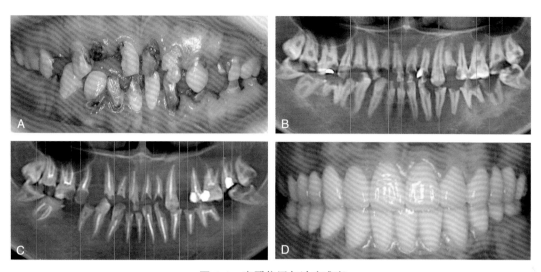

图 1-1 患牙位置与治疗难度

A. 口内多颗牙需要治疗 B. 术前全景片 C. 术后全景片,牙位越靠后治疗难度越大 D. 治疗完成

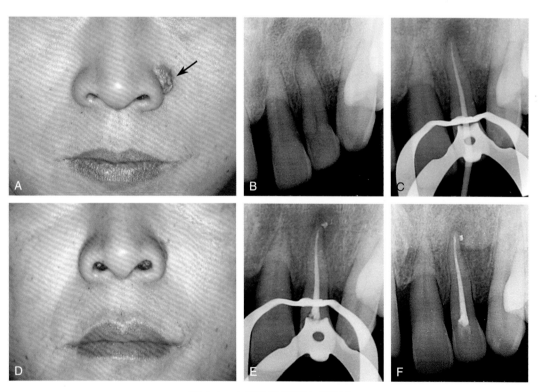

图 1-2 上颌前牙根管治疗病例

A. 术前皮瘘 B. 根尖有暗影 C. 试尖 D. 术后半年皮瘘消退 E. 根充 F. 术后半年复查

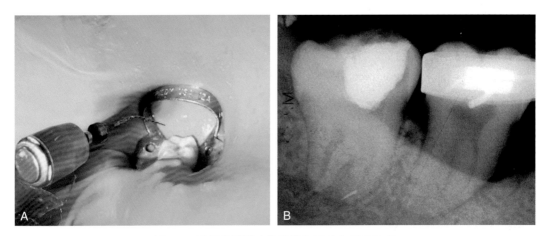

图 1-3　后牙位置影响临床操作且易出现并发症
A.需预弯镍钛锉　B.器械分离病例

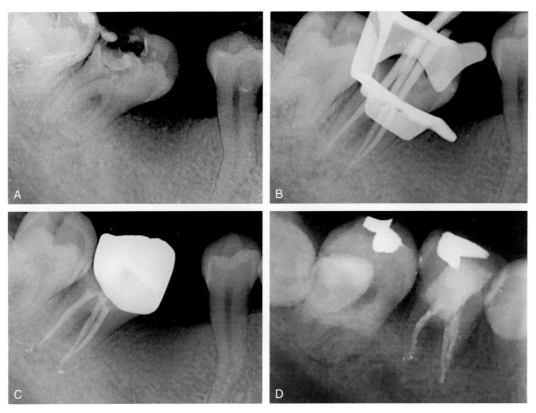

图 1-4　下颌磨牙重度倾斜病例
A.术前下颌磨牙重度倾斜　B.试尖　C.根充及冠修复　D.另一倾斜患牙髓腔穿孔

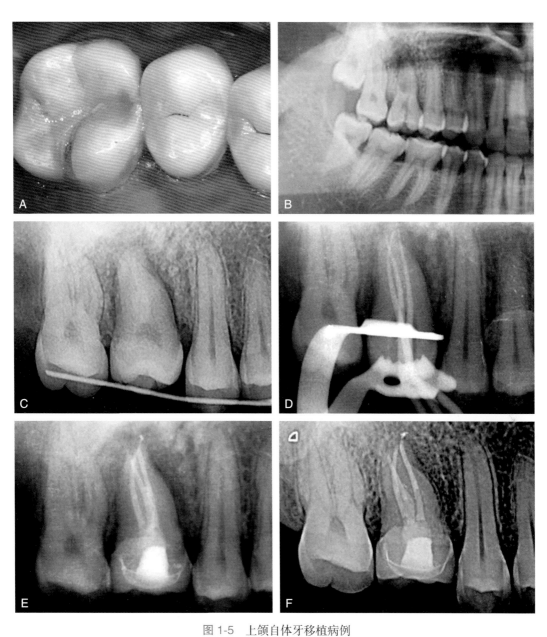

图 1-5　上颌自体牙移植病例

A. 上颌第一磨牙冠折至龈下　B. 术前 X 线片　C. 自体牙移植后　D. 试尖　E. 根充　F. 术后 1 年复查，治疗效果良好

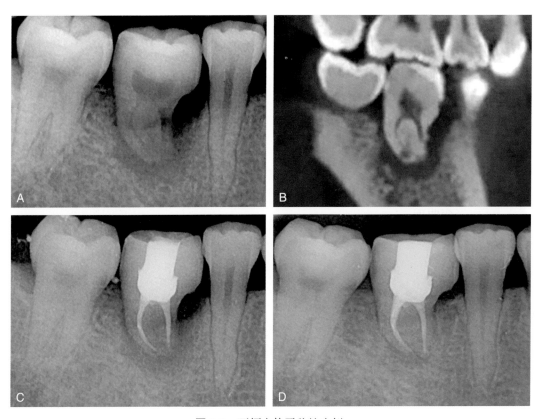

图 1-6 下颌自体牙移植病例
A. 下颌第三磨牙移植 3 个月后出现根尖周暗影　B. CBCT 示根管形态　C. 根充　D. 术后 1 年复查，暗影明显减小

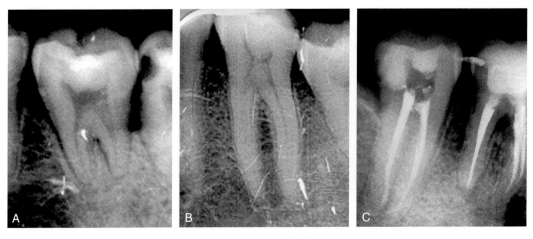

图 1-7 患牙长度
A. 牙根过短　B、C. 牙根过长

（三）根管数目

前牙或前磨牙只有 1 个根管,列为 1 度;上颌前磨牙有 2 个根管、磨牙≤3 个根管,则为 2 度;前牙或下颌前磨牙≥2 个根管(图 1-8)、上颌前磨牙≥3 个根管(图 1-9)、磨牙 >3 个根管(图 1-10,图 1-11),则为 3 度。此外,额外根管、根管位置的变异等也会增加治疗难度,通常也列为 3 度(图 1-12)。

（四）根管形态

根管弯曲度是影响难易度的重要因素,<10° 为一般难度;根管弯曲度在 10°~30° 为中度难度;根管弯曲度 >30° 则为重度难度(图 1-13)。对重度难度认识不够则易出现并发症(图 1-14)。

此外,S 形和 C 形根管的患牙对预备和充填的技术要求较高,应为 3 度(图 1-15,图 1-16)。牙根呈球状膨大、牙内陷或牛牙症使治疗难度增大,均为 3 度病例(图 1-17)。

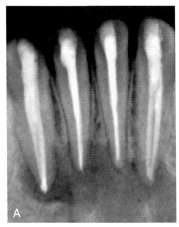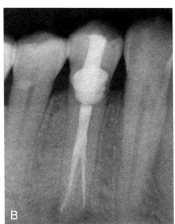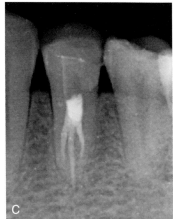

图 1-8　下颌前牙多个根管

A.下颌切牙 2 个根管　B.下颌前磨牙 2 个根管　C.下颌前磨牙 3 个根管

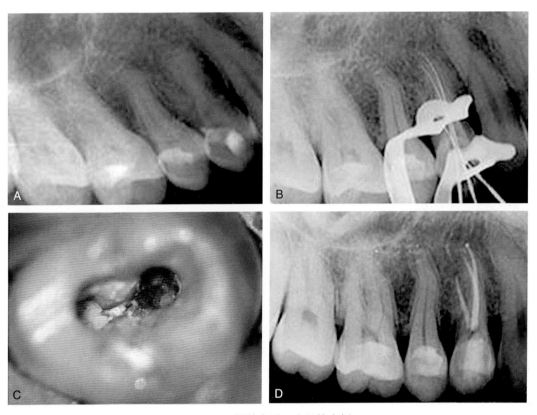

图 1-9　上颌前磨牙 3 个根管病例
A. 术前 X 线片　B. 确定工作长度　C. 口内像　D. 根充

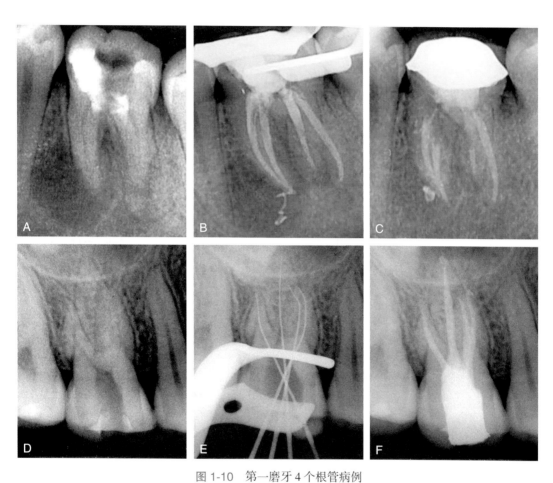

图 1-10 第一磨牙 4 个根管病例

A. 下颌第一磨牙 4 个根管及根尖暗影　B. 根充　C. 术后 1 年复查,暗影消退　D. 上颌第一磨牙 4 个根管
E. 确定工作长度　F. 根充

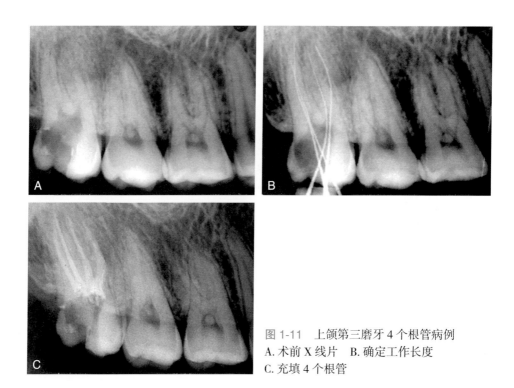

图 1-11　上颌第三磨牙 4 个根管病例
A. 术前 X 线片　B. 确定工作长度
C. 充填 4 个根管

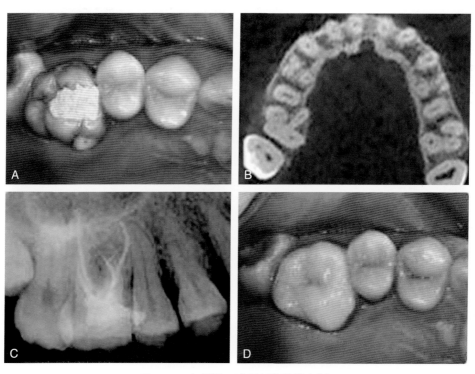

图 1-12　上颌第一磨牙额外根管病例
A. 上颌第一磨牙额外腭尖　B. CBCT 示额外根管　C. 根充　D. 冠修复

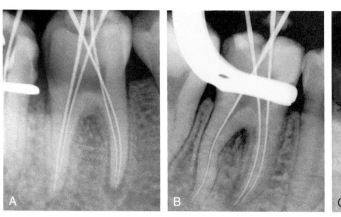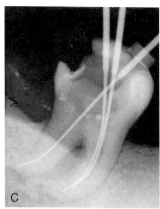

图 1-13 根管弯曲度
A.轻度弯曲 B.中度弯曲 C.重度弯曲

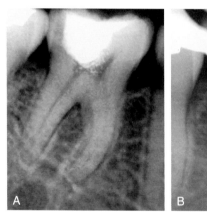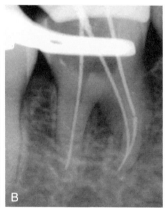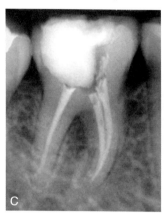

图 1-14 重度弯曲根管出现的并发症
A.术前 X 线片 B.器械分离于近中根管 C.根充

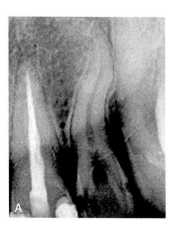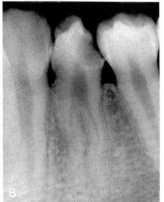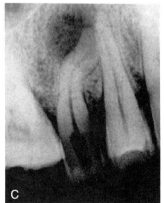

图 1-15 S 形根管
A.上颌侧切牙 B.下颌第一前磨牙 C.上颌第二前磨牙

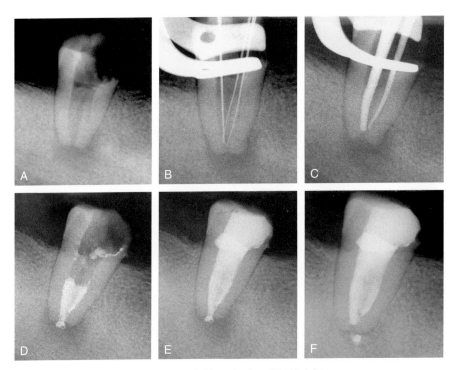

图 1-16　下颌第二磨牙 C 形根管病例

A. 术前 X 线片　B. 确定工作长度　C. 试尖　D. 热牙胶根充　E. 根充和牙体修复　F. 术后 1 年复查,暗影消退

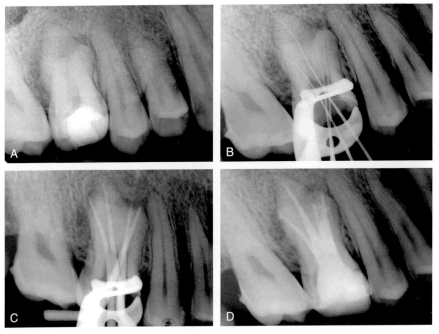

图 1-17　上颌第一磨牙牛牙症病例

A. 术前 X 线片　B. 确定工作长度　C. 试尖　D. 根充

（五）髓腔钙化

患牙的增龄性变化和牙髓受到龋病、创伤以及修复过程的损伤均可引起髓腔钙化。髓腔轻度钙化或有髓石的病例可考虑为 2 度（图 1-18）；当根管上端钙化超过 2mm 或根管下端钙化应列为 3 度（图 1-19）。当患牙髓腔钙化导致髓腔在 X 线片上几乎难以被发现即被完全钙化时，应为 3 度（图 1-20）。

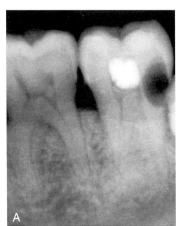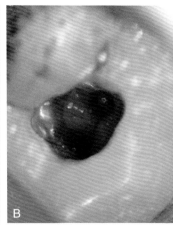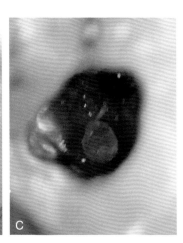

图 1-18 下颌磨牙髓石病例
A.下颌磨牙髓石 B.髓石影响根管预备 C.去除髓石

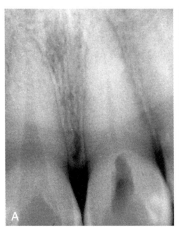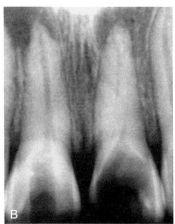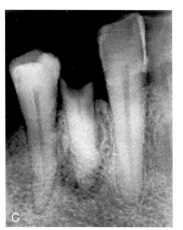

图 1-19 根管钙化
A.根管轻度钙化 B.根管上端钙化 C.根管下端钙化

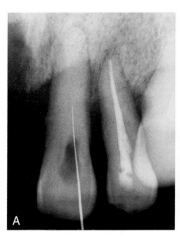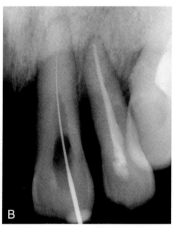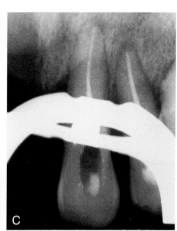

图 1-20　根管重度钙化病例
A. 术前根管重度钙化　B. 根管疏通　C. 根充

（六）根尖孔直径

若根尖未发育完成或发生了破坏、吸收等，根尖孔直径就会较大，导致根尖封闭难度增大（图 1-21）。一般认为，根尖孔直径 <25 号初尖锉，为 1 度；根尖孔直径在 25~40 号初尖锉之间，为 2 度。以下情况应列为 3 度：根尖孔直径 >40 号锉，需要行根尖诱导成形术（图 1-22）、根尖屏障术（图 1-23，图 1-24）或牙髓再生术（图 1-25）的病例。

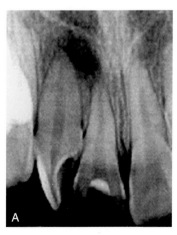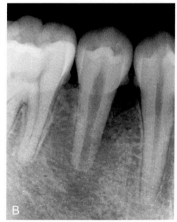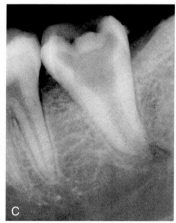

图 1-21　根尖孔较大
A. 上颌切牙　B. 下颌前磨牙　C. 下颌磨牙

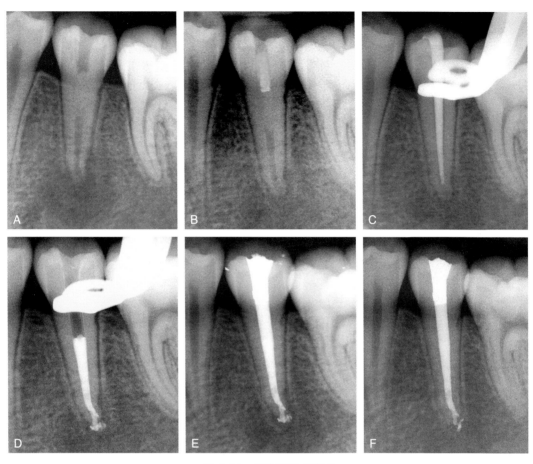

图 1-22 根尖诱导成形术
A.术前根尖孔较大 B.氢氧化钙诱导后 C.试尖 D.根充 E.牙体修复 F.术后半年复查,暗影消退

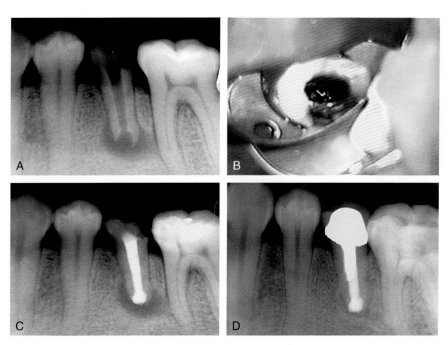

图 1-23　下颌前磨牙根尖屏障术
A. 术前根尖孔较大及根尖暗影　B. 根尖肉芽组织　C. 根尖屏障　D. 术后 1 年复查

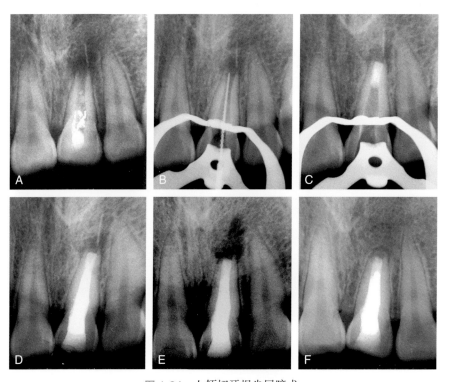

图 1-24　上颌切牙根尖屏障术
A. 术前根尖孔较大、根尖暗影及根尖异物　B. 确定工作长度　C. MTA 根尖屏障
D. 根充　E. 根尖手术取出异物　F. 术后半年复查,暗影减退

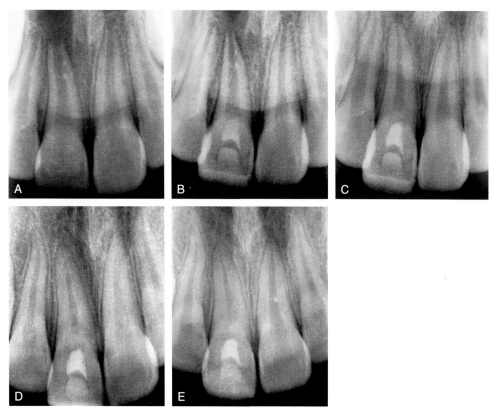

图 1-25 牙髓再生术
A. 术前 X 线片 B. 术后 3 个月复查 C. 术后 6 个月复查 D. 术后 1 年复查 E. 术后 3 年复查

(七) 牙根吸收

牙根外吸收可发生在根面或颈部,其预后难以预料,这类病例常需要进行手术和 MTA 处理,应列为 3 度(图 1-26)。牙根内吸收在治疗上要求彻底的根管清理和能充填吸收区的特殊充填技术,甚至需要手术治疗,也应列为 3 度(图 1-27)。若吸收过大,可选择拔除患牙。

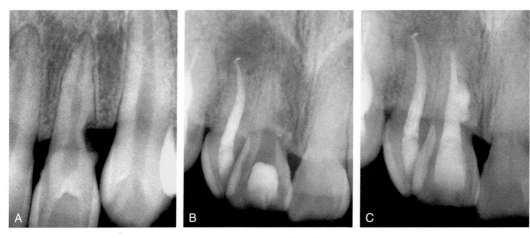

图 1-26　牙根外吸收
A.牙根颈部外吸收　B.根面外吸收　C.根面外吸收 MTA 修复

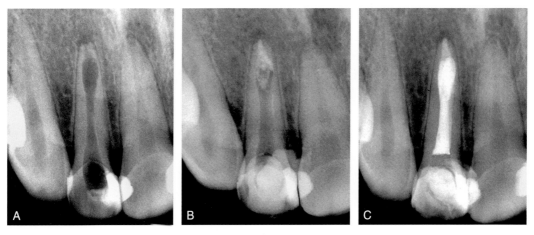

图 1-27　牙根内吸收
A.牙根内吸收　B.MTA 根尖屏障　C.热牙胶根充

（八）根尖周暗影

术前根尖周暗影是影响根管治疗成功率的一个非常重要的因素。有根尖周暗影患牙比无根尖周暗影患牙的成功率低 20% 左右,前者应列为 2 度(图 1-28,图 1-29),后者列为 1 度。然而,若术前根尖周暗影较大(图 1-30)或根尖周真性囊肿(图 1-31)或患者抵抗力较低的病例,则需要有经验的口腔科医师进行治疗或列为 3 度。

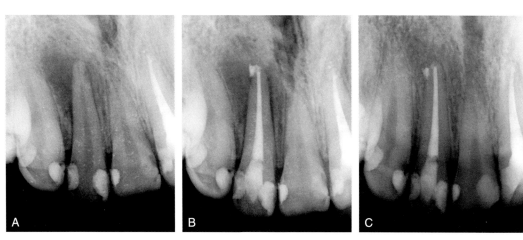

图 1-28　上颌切牙病例
A.术前根尖周暗影　B.根充　C.术后 3 年复查,暗影消退

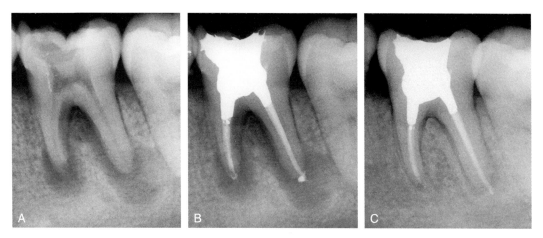

图 1-29　下颌磨牙病例
A.术前根尖周暗影　B.根充　C.术后 1 年复查,暗影消退

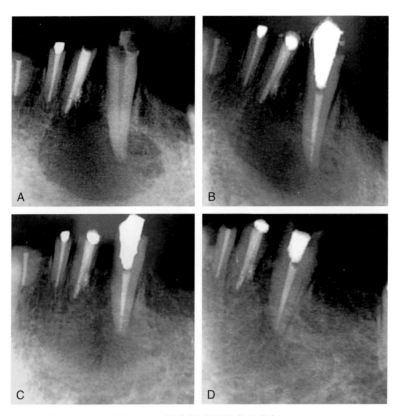

图 1-30 根尖周暗影较大的病例
A. 术前根尖周暗影较大 B. 根充 C. 术后 6 个月复查 D. 术后 1 年复查，
暗影消退

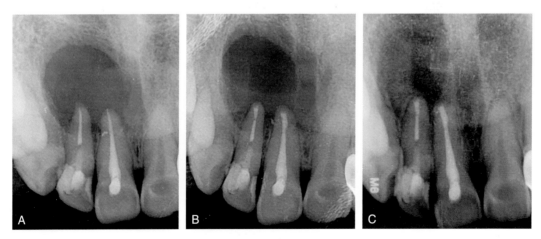

图 1-31 根尖周囊肿病例
A. 根充后效果不好 B. 根尖手术后 C. 术后 8 个月复查，暗影减退

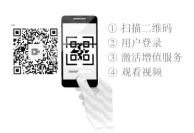

① 扫描二维码
② 用户登录
③ 激活增值服务
④ 观看视频

视频 1　根尖手术

(九) 牙周情况

根管治疗的成功率与患牙的牙周状态密切相关。若患牙合并中度牙周炎可列为 2 度(图 1-32);若患牙存在重度牙周炎、牙周 - 牙髓联合病变(图 1-33)、根分叉病变或需要进行牙周手术,则为 3 度。若牙周支持组织减少或患牙有Ⅲ度松动,其预后较差,需考虑拔牙术。

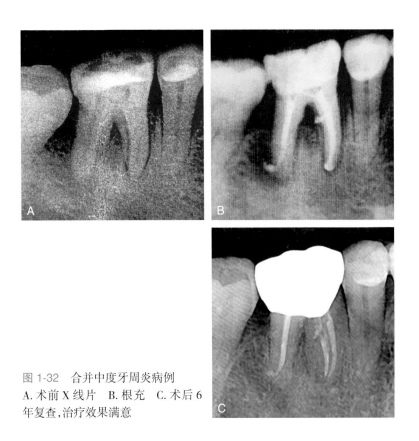

图 1-32　合并中度牙周炎病例
A. 术前 X 线片　B. 根充　C. 术后 6 年复查,治疗效果满意

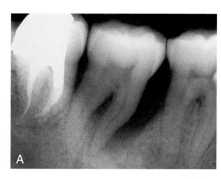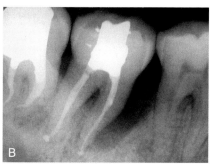

图 1-33　牙周 - 牙髓联合病变病例
A. 术前 X 线片　B. 患牙同时进行根管治疗和牙周治疗

（十）邻近结构

术前应仔细阅读 X 线片，以判断根尖与颌骨内一些重要结构的位置和邻接关系。当根尖邻近或接触下颌管（图 1-34）、上颌窦（图 1-35）或鼻底时，要注意避免根管过度预备或超充。上述这些重要结构一旦受到损伤，根管治疗失败的概率和出现医疗纠纷的可能性就会明显增加。将上述情况列为 3 度是毋庸置疑的。

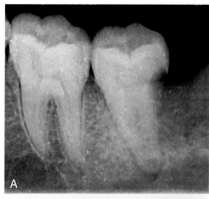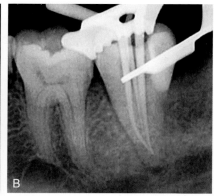

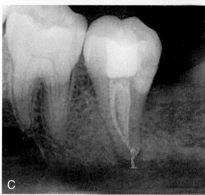

图 1-34　根尖邻近下颌管病例
A. 术前 X 线片　B. 试尖　C. 封闭剂进入下颌管

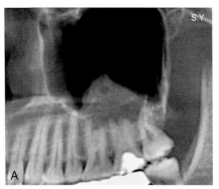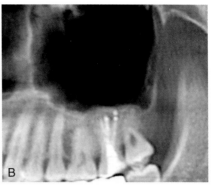

图 1-35　根尖邻近上颌窦病例
A. 术前 CBCT 示根尖位置与上颌窦炎症　B. 根尖屏障术后 1 年

（十一）开口度和修复体

　　一些特殊的情况,如颞下颌关节病、颌骨骨折、接受过放疗、硬皮病以及烧伤后的瘢痕挛缩等患者,可能造成张口受限,从而影响根管治疗的进行。开口度两指宽为 2 度,一指宽为 3 度。

　　通过钻磨大面积修复体或全冠来获得治疗通路,常会导致开髓或寻找根管口的难度增大。许多全冠由于美学和咬合的原因而与原牙冠的位置不一致,这就要求医师在开髓前进行充分的判断。一般来讲,患牙牙冠有较小修复体为 1 度;若患牙修复体覆盖髓室,但根管仍为正常大小且易寻找,为 2 度;患牙修复体覆盖整个髓室,根管很细或不太清晰,应列为 3 度。此外,过长或细窄的全冠和烤瓷冠使得开髓时易造成髓腔侧壁穿孔,也应列为 3 度(图 1-36)。

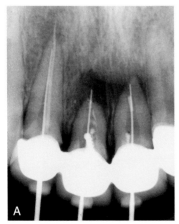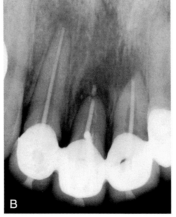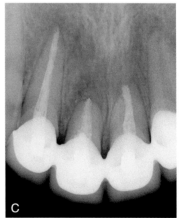

图 1-36　烤瓷冠病例
A. 从腭侧穿通牙冠　B. 试尖　C. 根充

(十二) 牙创伤

前牙冠折且根尖发育完成,又不影响安置橡皮障时,应列为1度。牙根横折发生在根中部或根尖部,且无移位和松动时,列为2度。冠根联合折、牙移位或牙脱位等,则为3度。不能被固位的根横折和所有根纵裂的病例,其预后通常较差,一般可考虑拔除患牙(图1-37)。有时磨牙一个根发生纵裂,可考虑截根术(图1-38)或牙半切除术(图1-39),这类病例列为3度。

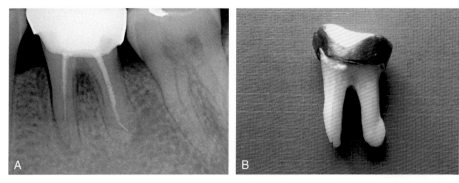

图1-37　牙根纵裂病例
A.根管治疗32年后牙根纵裂　B.拔除患牙

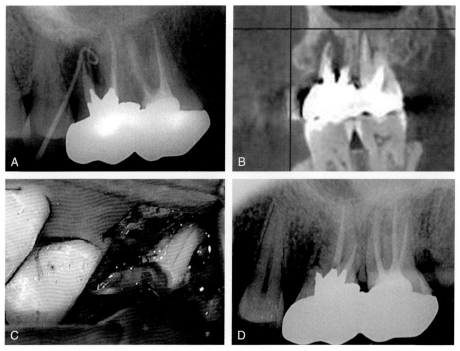

图1-38　截根术
A.术前X线片　B.CBCT示牙根纵裂　C.截根　D.术后6个月复查

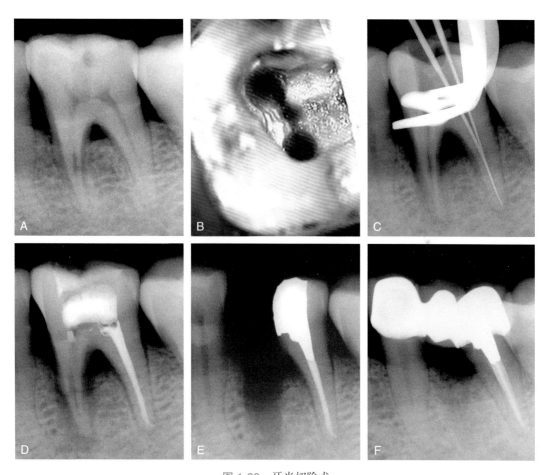

图 1-39 牙半切除术
A. 术前牙根纵裂 B. 开髓可见折裂线 C. 确定工作长度 D. 远中根完成根充 E. 牙半切除 F. 固定桥修复

(十三) 根管再治疗

大多数需要进行根管再治疗的病例存在一定的难度,应给予足够的重视。前牙或前磨牙仅根管内牙胶的去除可列为1度(图1-40);若伴有髓腔较短的桩或银汞桩核,列为2度;若桩较粗大或深入根管中下段,应列为3度(图1-41)。

所有磨牙的再治疗以及伴有根管遗漏(图1-42,图1-43)或台阶形成(图1-44)、髓腔穿孔(图1-45)、器械分离、明显超充等并发症的病例,均为3度。

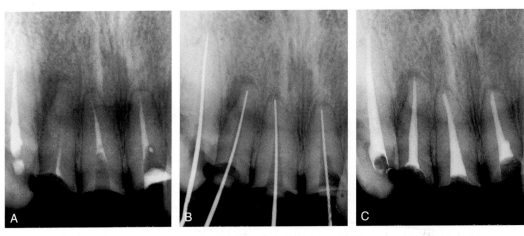

图1-40　根管再治疗病例(牙胶的去除)
A.术前上颌切牙根充不良　B.去除牙胶后根管预备　C.根管充填

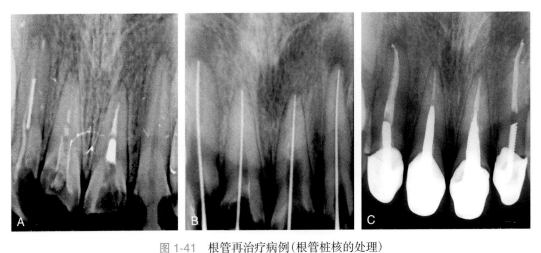

图1-41　根管再治疗病例(根管桩核的处理)
A.右侧上颌侧切牙根管内异物,左侧上颌中切牙桩折断于根管内　B.取除异物后根管预备　C.根充和桩冠修复

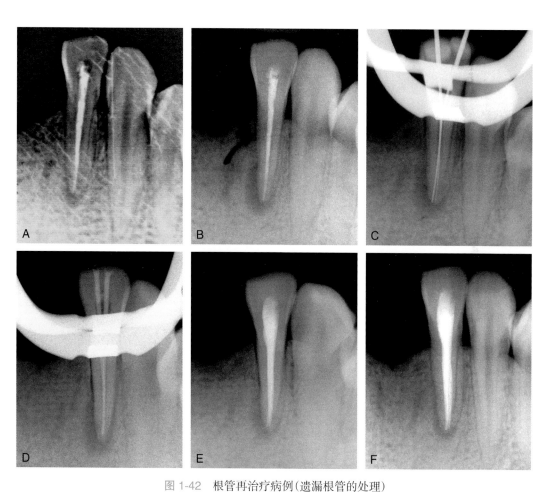

图 1-42　根管再治疗病例（遗漏根管的处理）

A. 2 年前根充 X 线片　B. 2 年后根尖周暗影变大　C. 发现遗漏根管　D. 试尖　E. 根充　F. 术后半年复查,暗影减退

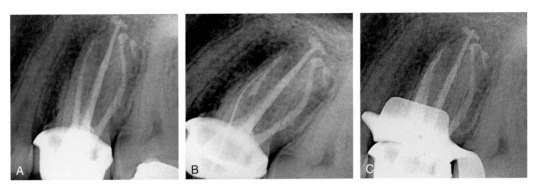

图 1-43　根管再治疗病例（上颌第一磨牙 MB2 遗漏的处理）

A. 术前近中颊根处有暗影　B. 探查到 MB2　C. 根充

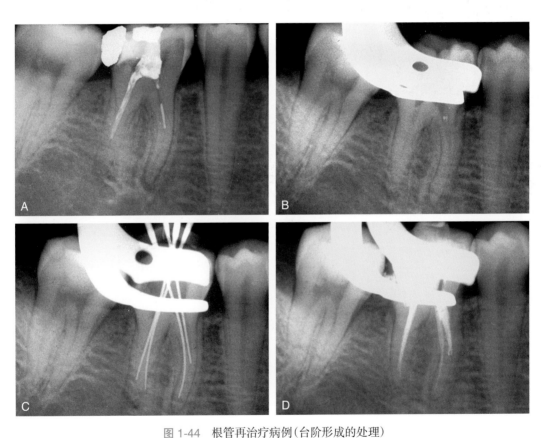

图 1-44　根管再治疗病例（台阶形成的处理）

A. 术前近中根管内有金属异物，远中根管欠充　B. 去除异物和牙胶后发现近、远中根管均有台阶形成
C. 远中根内台阶已改正，近中舌根台阶未能改正　D. 根充

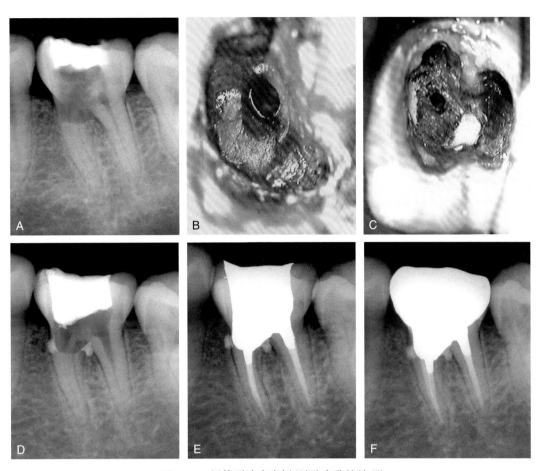

图 1-45　根管再治疗病例（髓腔穿孔的处理）

A. 术前提示髓腔穿孔　B. 牙科显微镜下可见两处穿孔　C. MTA 修补穿孔　D. 修补后 X 线片　E. 根充
F. 术后 1 年复查

(十四) 显微根尖手术

少数复杂病例需要显微根尖手术完成治疗,该手术需要使用牙科显微镜、特殊材料和超声治疗仪等设备以及术者需要进行专门培训,显然应为 3 度(图 1-46)。

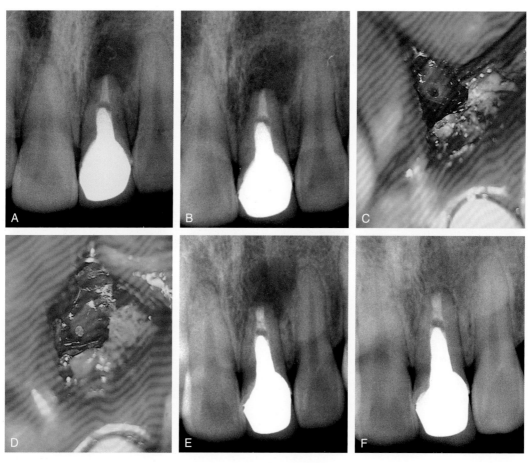

图 1-46　显微根尖手术

A. 根管治疗完毕根尖较大暗影　B. 术后 1 年后暗影未减小　C. 牙科显微镜下根管倒预备　D. MTA 倒充填　E. 手术完成　F. 术后半年复查,暗影消失

三、其 他 情 况

患者全身情况也是影响根管治疗难易度的重要因素，如心脑血管病史、严重的血液病和糖尿病、接受过放疗化疗、妊娠期妇女、精神异常、牙科恐惧症等，均有可能增加治疗难度。这些可以参考国际上的一些分级标准。

此外，一些根管治疗失败的患牙难以实施手术时，可通过意向再植术得以保留（图1-47）；有些外伤的患牙可联合根管治疗和意向再植术进行试治（图1-48）。

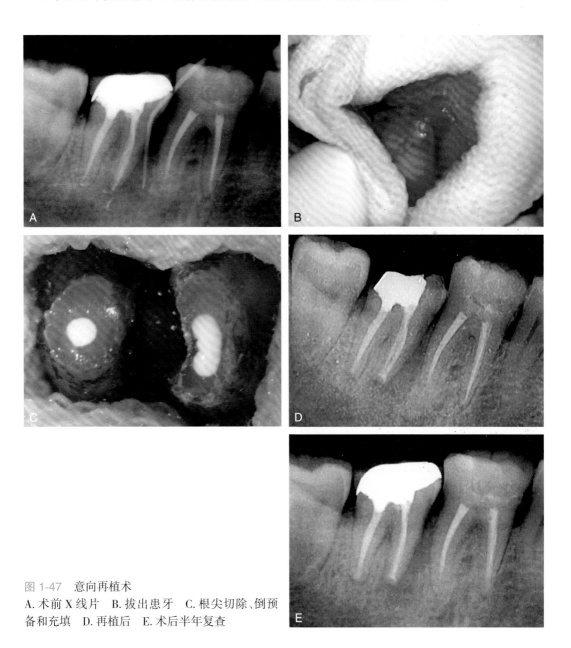

图1-47　意向再植术
A.术前X线片　B.拔出患牙　C.根尖切除、倒预备和充填　D.再植后　E.术后半年复查

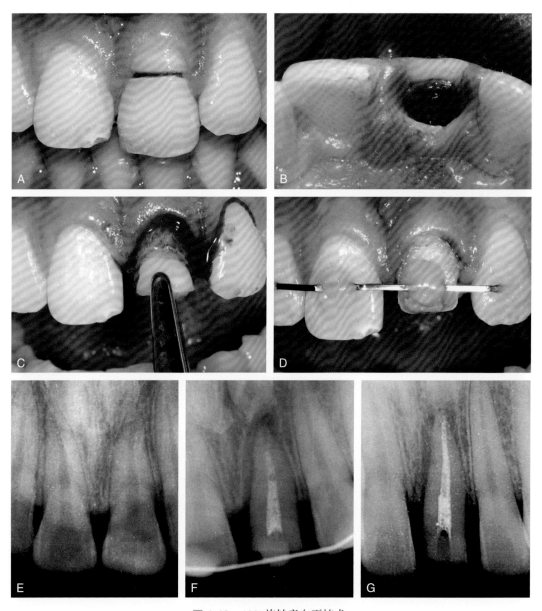

图 1-48　180°旋转意向再植术

A. 术前冠根联合折　B. 折于腭侧龈下 6mm　C. 拔出患牙　D. 旋转 180° 植入、固定　E. 术前 X 线片
F. 固定　G. 2 周拆除固定

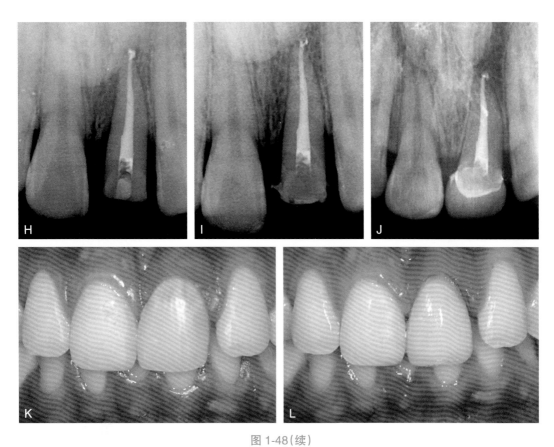

图 1-48(续)

H.术后 1 个月后根充　I.术后 3 个月复查　J.术后 2 年复查　K.术后 3 个月临时冠修复　L.烤瓷冠修复完成

（彭　彬）

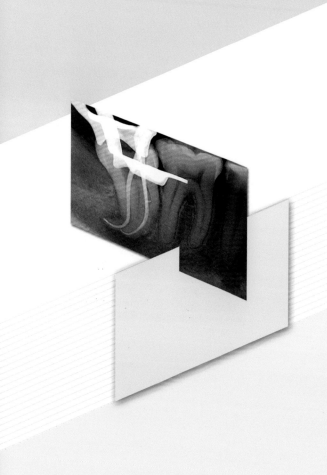

第二章

髓腔解剖

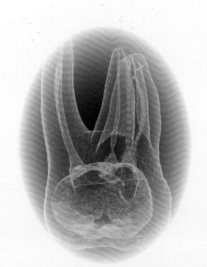

　　医师对髓腔解剖形态的了解是开髓和根管预备的必要条件,是根管治疗成功的基本保证。髓腔除了随年龄增加发生变化外,还会在牙体或牙髓发生病变时出现改变。同时,医师还要注意髓腔形态及结构的变异。

一、髓腔的基本结构及变化

在牙体中部,有一个与牙体外形相似但又显著缩小的管腔,称为髓腔。髓腔朝向牙冠的一端膨大成为髓室;延向牙根的一端缩小成为根管。根管末端开口处称为根尖孔(图 2-1)。

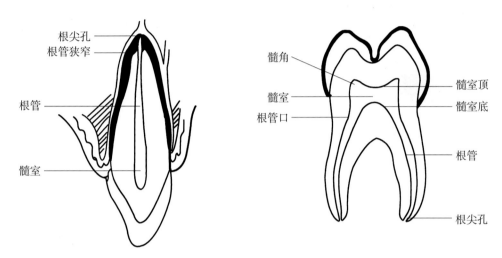

图 2-1 髓腔的解剖标志

(一) 髓室

髓室位于牙冠及牙根颈部,比较宽大。髓室朝向殆面或切嵴者称髓室顶,与牙尖相对应的部分突出呈角状称髓角;朝向牙根的一面称髓室底;髓室与根管的交界部分称根管口,后牙根管口明显,前牙根管口不明显。

(二) 根管

髓腔位于根管内的细长部分称为根管。根管数目与牙根数目不完全一致,一般较圆的牙根多为 1 个根管,较扁的牙根常有 2 个根管(图 2-2),偶见 3 个根管。

(三) 根尖孔

根尖孔是指根管在根尖区牙根表面的主要开口,又称解剖学根尖孔或大根尖孔,约有一半不位于根尖顶端。根尖狭窄是指根管在根尖区最狭窄的部位,又称生理学根尖孔或小根尖孔,是根管预备的止点。根管从根尖狭窄到根尖孔逐渐变大呈火山口状,两者距离通常约为 0.5~1mm(图 2-3)。

牙骨质牙本质界是牙骨质与牙本质相连的部位,也是牙髓与根尖周组织的分界,因此也称为组织学根尖孔,是理想的根管预备止点。研究表明,牙骨质牙本质界至根尖孔的距

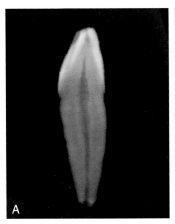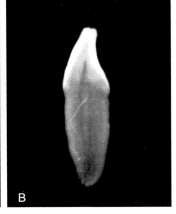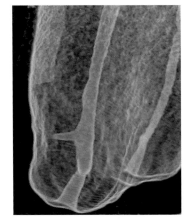

图 2-2 根管数目
A. 1 个根管 B. 2 个根管

图 2-3 根尖狭窄

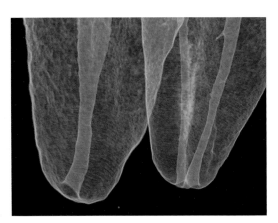

图 2-4 根尖狭窄不明显

离也在 1mm 左右,但通常不与根尖狭窄位置一致,而且大多数根管并无明显的根尖狭窄(图 2-4)。

(四)髓腔的变化

髓腔的形态和大小随着年龄的增长不断发生变化。青少年恒牙的髓腔比老年人的髓腔大,表现为髓室大、髓角高、根管粗及根尖孔亦大。随着年龄的增长,髓腔体积逐渐缩小,髓室顶和髓角降低,根管变细,根尖孔变小(图 2-5)。此外,当牙髓受到外界刺激,如受到外伤、龋坏、酸蚀、磨损等刺激时,髓腔会加速缩小的过程。

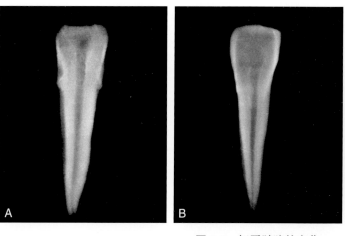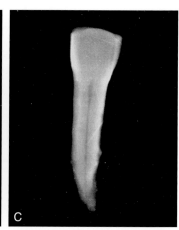

图 2-5　切牙髓腔的变化
A.青年人　B.成年人　C.老年人

二、根管系统解剖

　　一颗牙仅有一个髓室,但一个牙根内却不一定只有一个根管。根管系统除了主根管外,还包含一些其他结构如侧支根管、副根管和管间侧支等结构。

(一) 根管类型

　　根管的形态变化多样,不同的学者将根管分成不同的类型,有的分为 8 类,有的分为 4 型。以下简介 Weine 的 4 型分类(图 2-6):

　　Ⅰ 型(1-1 型):从髓室到根尖为单一的根管。

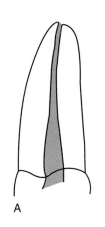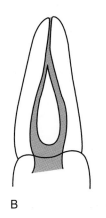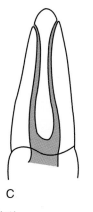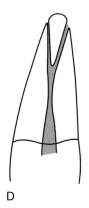

图 2-6　根管类型
A. Ⅰ 型　B. Ⅱ 型　C. Ⅲ 型　D. Ⅳ 型

Ⅱ型(2-1型):离开髓室为2个分开的根管,在根端融合为1个根管和根尖孔。

Ⅲ型(2-2型):从髓室到根端为2个明显分开的根管。

Ⅳ型(1-2型):离开髓室为1个根管,但在根端分为明显的2个根管。

在发生频率的描述中,为方便起见,有学者提出常见是指发生频率大于55%;少见是指发生频率为25%~45%;很少见为2%~25%;而罕见则为小于2%。Ⅰ型和Ⅲ型根管在预备上较容易,而Ⅱ型和Ⅳ型在预备和充填方面均较困难。这4种类型占根管形态99%以上,因此在指导临床治疗中具有参考价值(图2-7)。

临床罕见的情况包括有1个根内有3个根管、2个根管在中部有融合,以及1个根管在根部分为多支等情况(图2-8)。

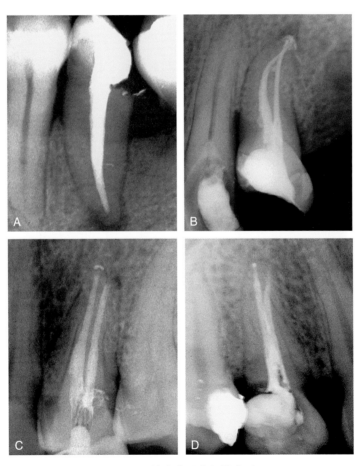

图2-7　临床常见的根管类型
A. Ⅰ型　B. Ⅱ型　C. Ⅲ型　D. Ⅳ型

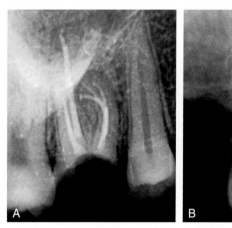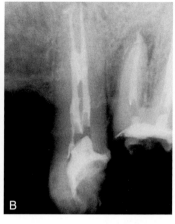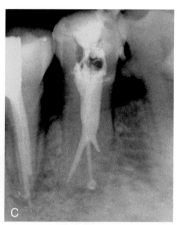

图 2-8　临床罕见的根管类型
A. 1 个根内有 3 个根管　B. 2 个根管在中部有融合　C. 1 个根管在根部分为多支

（二）其他结构

　　侧支根管为发自根管的细小分支,常与根管呈接近垂直角度贯穿牙本质和牙骨质,直通牙周膜。根尖 1/3 的侧支根管多于根中 1/3,根颈 1/3 处最少(图 2-9)。副根管为起自髓室底,通向根分叉处的根管分支,多与主根管平行排列。管间侧支为发自相邻根管间的交通支,可分 1 支或 2 支,甚至呈网状(图 2-10)。管间峡区指同一牙根内两个根管之间的狭窄带状结构,其内含有牙髓或牙髓衍生组织(图 2-11)。

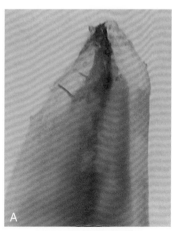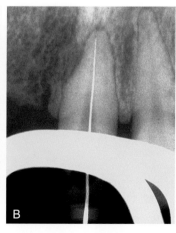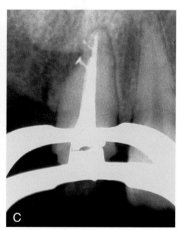

图 2-9　侧支根管
A. 透明牙示 2 个侧支根管　B. 根管预备　C. 侧支根管充填

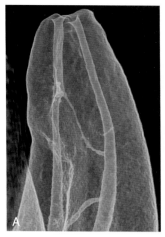
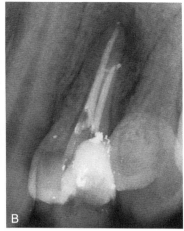
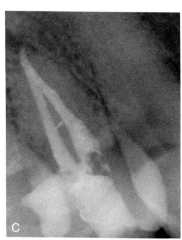

图 2-10 管间侧支
A. 显微 CT 示管间侧支 B、C. X 线片示管间侧支

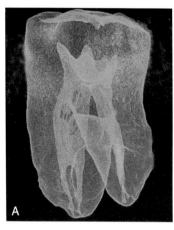
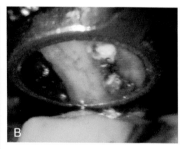

图 2-11 管间峡区
A. 根管中上段峡区
B. 根尖段峡区

　　根尖分歧为根管在根尖处所发出的小分支,主根管仍存在(图 2-12)。根尖分叉则是根管在根尖形成的 2 个或 2 个以上的小分支,主根管不再存在(图 2-13)。不论是根尖分歧、分叉,还是侧、副根管或管间峡区等更复杂的结构(图 2-14),均可能存留感染物质,在根管治疗中是否能清理、充填或封闭这些结构,是影响根管治疗成功率的因素之一。

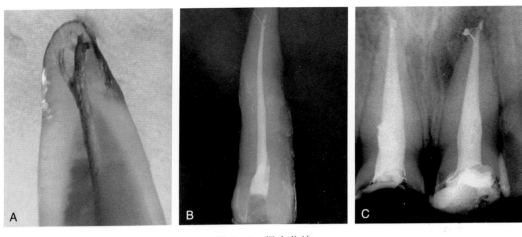

图 2-12　根尖分歧

A. 透明牙示根尖分歧　B. 离体牙 X 线片示根尖分歧　C. 根充 X 线片示根尖分歧

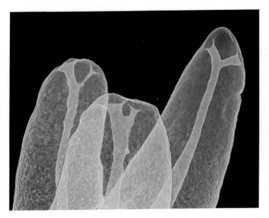

图 2-13　根尖分歧与根尖分叉

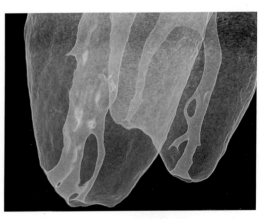

图 2-14　根管复杂结构

三、各牙髓腔形态的特点

髓腔形态与牙体外形相似,因此可通过对牙体外形的观察来判断其髓腔的大致形态。不同牙的髓腔形态差别较大,且常会出现一些变化,但各牙髓腔又有其基本特点。

(一)上颌前牙

上颌前牙髓腔较大,髓室和根管之间没有明显界限,多为单根管,上颌前牙髓腔形态及根管口位置见图 2-15。上颌中切牙、侧切牙和尖牙的根尖一般在 10 岁、11 岁和 13~15 岁时形成,牙体平均长度分别为 22.5mm、22mm 和 26.2mm。

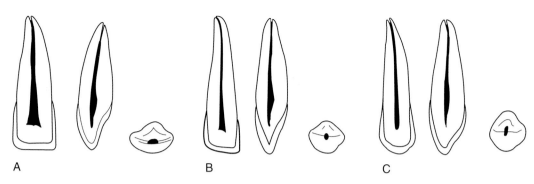

图 2-15 上颌前牙髓腔形态及根管口位置
A. 上颌中切牙 B. 上颌侧切牙 C. 上颌尖牙

上颌前牙牙根常在根尖 1/3 段发生弯曲。上颌中切牙直根占 55%~75%;上颌侧切牙直根占 30%,远中弯曲占 53%;上颌尖牙直根占 39%,远中弯曲占 32%;其他为唇向或舌向弯曲。约 20%~30% 的上颌前牙可出现侧支根管(图 2-16)。此外,上颌侧切牙会出现发育异常如牙内陷(图 2-17)。

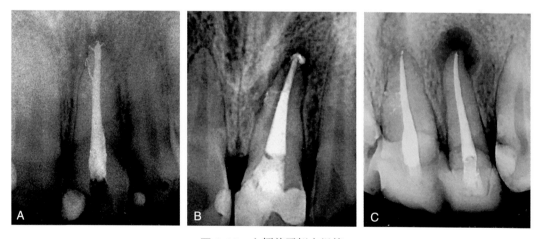

图 2-16 上颌前牙侧支根管
A. 根尖段侧支根管 B. 根中段侧支根管 C. 两颗上颌前牙均见侧支根管

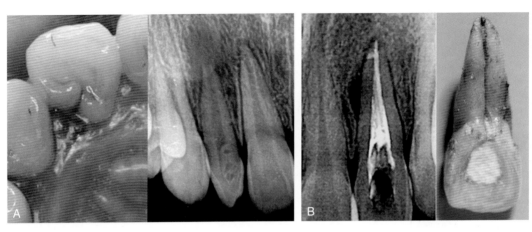

图 2-17　牙内陷
A.冠内陷　B.畸形根面沟

（二）下颌前牙

　　下颌前牙髓腔较小,髓室与根管间没有明显界限,多为单根牙,其髓腔形态及根管口位置见图 2-18。下颌切牙和尖牙的根尖分别在 9~10 岁和 13 岁时形成,下颌中切牙、侧切牙和尖牙平均长度分别为 20.7mm、21.7mm 和 25.6mm。

　　下颌切牙直根占 60%,远中和唇向弯曲分别占 23% 和 13%;下颌尖牙直根占 68%,远中向弯曲约占 20%。20% 左右的下颌前牙有侧支根管。国内调查显示,非Ⅰ型根管在下颌切牙约占 22%~30%,在下颌尖牙约占 13%,这需要引起临床医师的足够重视(图 2-19)。

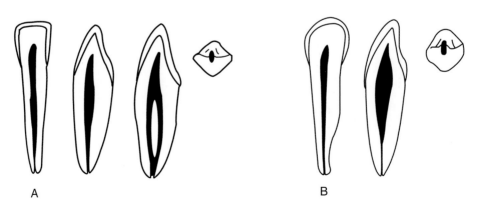

图 2-18　下颌前牙髓腔形态及根管口位置
A.下颌切牙　B.下颌尖牙

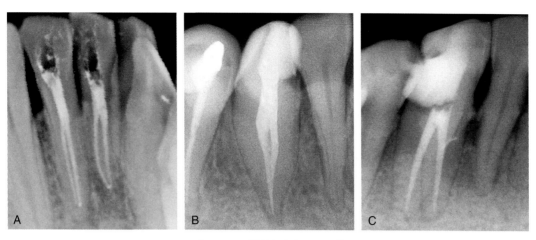

图 2-19　下颌前牙非 I 型根管
A.下颌切牙Ⅲ型根管　B.下颌尖牙Ⅱ型根管　C.下颌尖牙双根双管

（三）上颌前磨牙

上颌第一前磨牙近 90% 为双根管,根尖一般在 12~13 岁时形成,平均长度为 20.6mm（图 2-20）。上颌第二前磨牙近 80% 为单根管,根尖一般在 12~14 岁时形成,平均长度为 21.5mm（图 2-21）。临床上也可见相邻两颗上颌前磨牙均为双根管或第一前磨牙为 3 根管的情况（图 2-22）。

上颌前磨牙为单根管时,40% 为直根,34% 为远中弯曲,还有颊向或 S 形弯曲。上颌前磨牙为双根管时,除了向远中弯曲外,颊侧根管多腭向弯曲,腭侧根管多颊向弯曲。它们的侧支根管发生率约为 50%（图 2-23）。

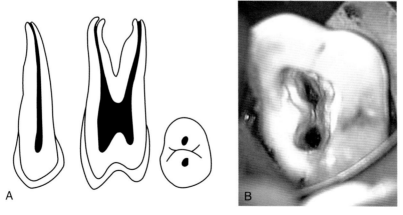

图 2-20　上颌第一前磨牙
A.髓腔形态及根管口位置　B.临床病例

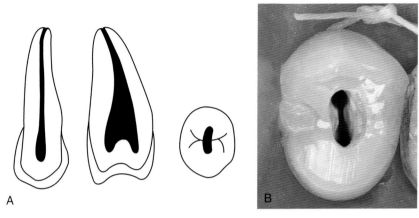

图 2-21 上颌第二前磨牙
A.髓腔形态及根管口位置　B.临床病例

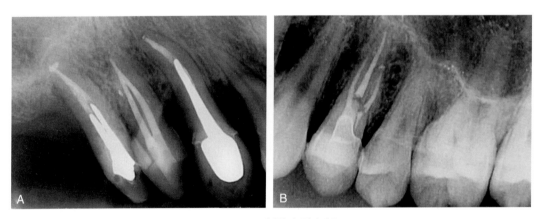

图 2-22 上颌前磨牙病例
A.相邻两颗前磨牙均为双根管　B.第一前磨牙为三根管

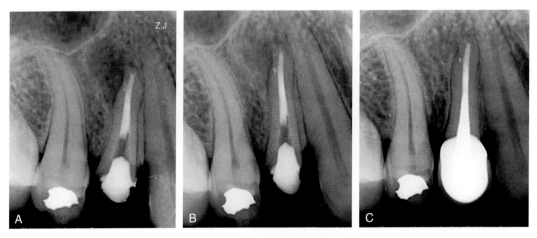

图 2-23 上颌前磨牙侧支根管病例
A.根充后 X 线片示根侧暗影及侧支　B.根充后半年复查　C.根充后 1 年复查,暗影消退

（四）下颌前磨牙

下颌前磨牙髓腔略小于相对的上颌前磨牙,为单根牙,下颌前磨牙髓腔形态及根管口位置见图 2-24。下颌第一前磨牙根尖一般在 12~13 岁时形成,平均长度为 21.6mm。下颌第二前磨牙根尖一般在 13~14 岁时形成,平均长度为 22.3mm。

下颌第一前磨牙直根占 48%,远中弯曲占 35%;下颌第二前磨牙直根占 39%,远中弯曲占 40%;下颌前磨牙牙根还可弯向其他方向,其中 7% 为 S 形根(图 2-25)。它们的侧支根管发生率约为 45%。下颌前磨牙 80%~90% 为 I 型根管,很少见非 I 型根管,罕见 C 形根管(图 2-26)。

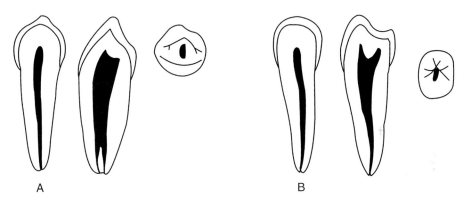

图 2-24　下颌前磨牙髓腔形态及根管口位置
A. 下颌第一前磨牙　B. 下颌第二前磨牙

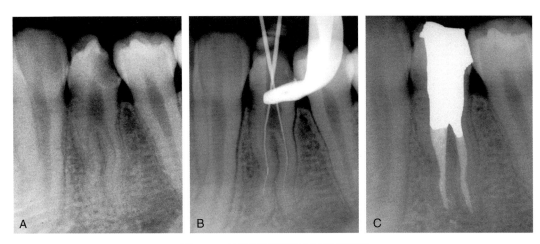

图 2-25　下颌前磨牙双 S 形根管病例
A. 术前双 S 形根管　B. 初尖锉　C. 根充

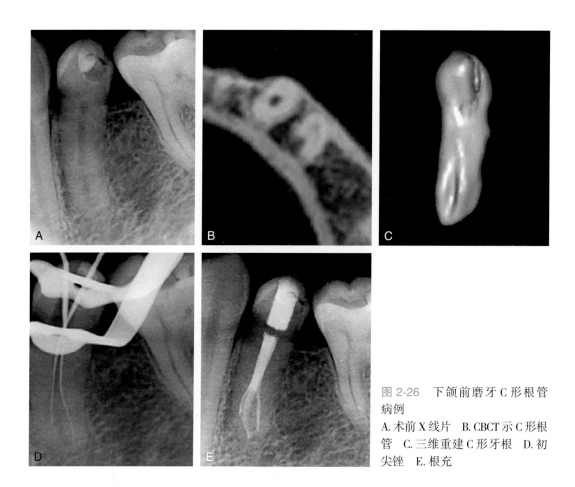

图 2-26 下颌前磨牙 C 形根管病例
A. 术前 X 线片 B. CBCT 示 C 形根管 C. 三维重建 C 形牙根 D. 初尖锉 E. 根充

（五）上颌第一、第二磨牙

上颌磨牙通常为 3 个牙根和 3~4 个根管,其中上颌第一磨牙存在 4 个根管的比例大于 60%,上颌第二磨牙该比例为 20%~40%。上颌磨牙髓腔形态和根管口位置见图 2-27,临床病例见图 2-28。上颌第一磨牙根尖一般在 9~10 岁时形成,平均长度为 20.8mm。上颌第二磨牙根尖一般在 14~16 岁时形成,平均长度为 20.0mm。

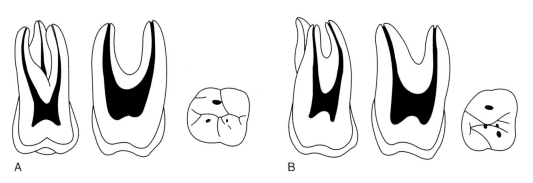

图 2-27 上颌磨牙髓腔形态及根管口位置
A.上颌第一磨牙 B.上颌第二磨牙

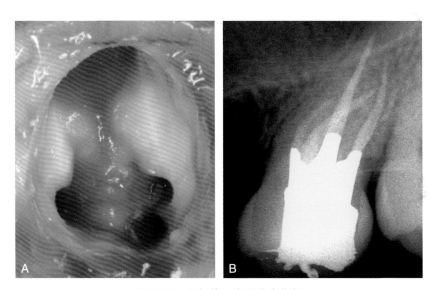

图 2-28 上颌第一磨牙临床病例
A.4 个根管口 B.4 根管充填

上颌第一磨牙近中颊根出现 MB2 的比例大于 60%,常见类型见图 2-29。上颌第一磨牙的 3 个牙根可向不同的方向发生弯曲:55% 的腭根颊向弯曲,78% 的近中根弯向远中,19% 的远中根弯向近中。上颌第二磨牙的 3 个牙根弯曲的发生情况为:37% 的腭根颊向弯曲,54% 的近中根弯向远中,17% 的远中根弯向近中。上颌磨牙侧支根管发生率约为45%(图 2-30),部分特殊病例见图 2-31。

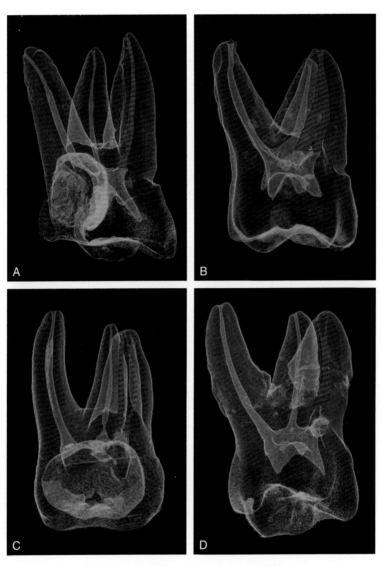

图 2-29　上颌第一磨牙近中颊根根管类型
A. Ⅰ型　B. Ⅱ型　C. Ⅲ型　D. Ⅳ型

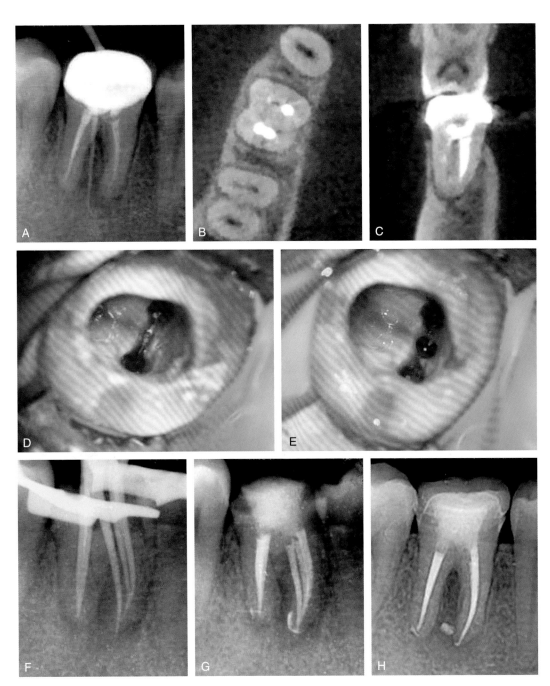

图 2-36 下颌第一磨牙 MM 遗漏病例

A.术前根尖暗影　B、C. CBCT 示 MM 遗漏　D、E.探查和预备根管　F.试尖　G.根充　H.术后 1 年复查，暗影消退

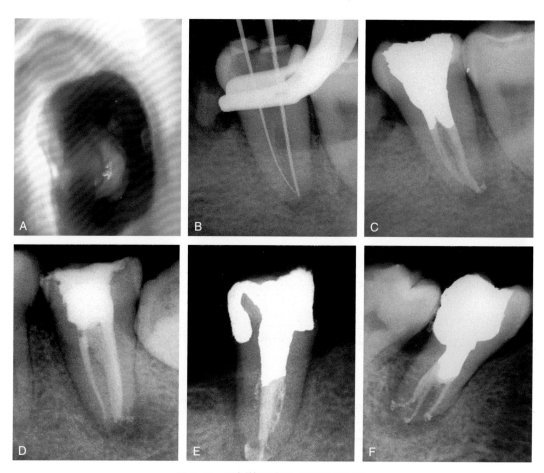

图 2-37　下颌第二磨牙 C 形根管病例
A. C 形根管　B. 根管预备　C. 根充　D~F. 不同的 C 形根管

（彭　彬　杨　倩）

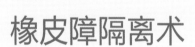

第三章

橡皮障隔离术

橡皮障于 19 世纪由 Barnum 医师发明。橡皮障的使用提高了根管治疗的质量,接受根管治疗的所有患牙均应使用橡皮障隔离术。

一、橡皮障隔离术的优点

橡皮障隔离术有以下优点：①防止误吸和误吞器械、冲洗液或修复材料的碎屑；②防止已开放的窝洞和根管系统被唾液污染；③减少和控制使用涡轮手机时产生的含微生物和唾液的水雾，患者也不必满口的水；④将患牙与软组织如舌头隔开，防止误伤软组织；⑤有助于直视观察患牙，这一点在使用牙科显微镜时尤为重要；⑥保持手术区干燥，防止口镜上由于呼吸而形成气雾；⑦提供防水的封闭作用，可以安全使用次氯酸钠等冲洗液；⑧治疗过程更迅速、更轻松。

二、橡皮障的组成

橡皮障通常由橡皮布、橡皮障架、橡皮障夹、打孔器、橡皮障夹钳以及辅助用的打孔模板、润滑剂、固定带、牙线和封闭剂等组成。不同公司的产品基本组成略有差别（图 3-1）。

1. 橡皮布　通常由乳胶制成，有不同规格的厚度，包括薄型（0.15mm）、中型（0.2mm）、厚型（0.25mm）和超厚型（0.35mm）。大小为 12.5cm×12.5cm 或 15cm×15cm，有多种颜色、味道和香气（图 3-2）。

2. 橡皮障架　用于支撑橡皮布。早期由金属制成，由于 X 线阻射已较少使用。树脂橡皮障架分为两种基本类型：Young 橡皮障架，呈 U 形；Nygard-Ostby 橡皮障架，呈椭圆形（图 3-3）。

3. 橡皮障夹　是将橡皮布固定到患牙上的器械，因制造商不同而有不同的规格和型号，可通过商品目录上的数字或字母辨别。有的橡皮障夹有翼，有的橡皮障夹无翼（图 3-4）。

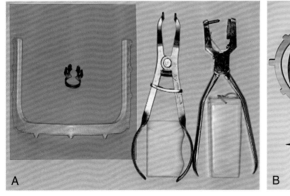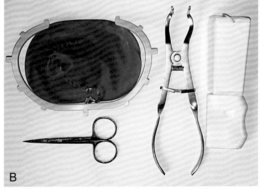

图 3-1　橡皮障的组成
A. 康特橡皮障　B. 科尔橡皮障

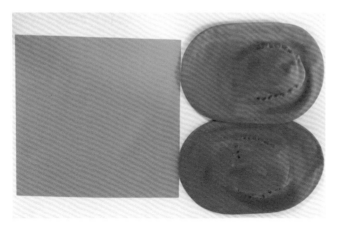

图 3-2 橡皮布

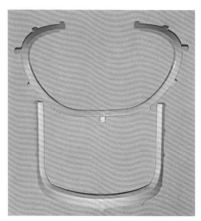

图 3-3 橡皮障架

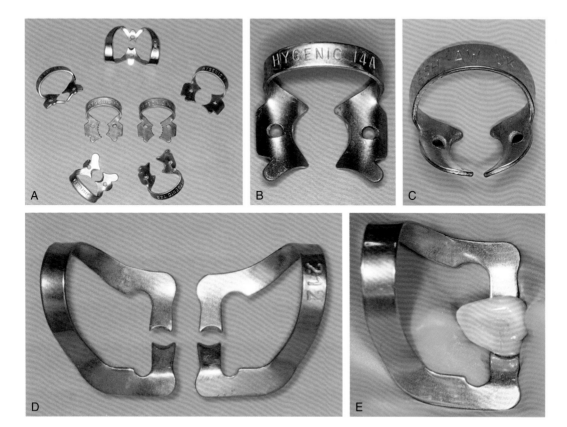

图 3-4 橡皮障夹

A、B. 有翼橡皮障夹　C~E. 无翼橡皮障夹有翼橡皮障夹用于磨牙的优点是橡皮障夹和橡皮布能同时置于牙上,因此加快了步骤。无翼橡皮障夹用于磨牙时则需要首先放置橡皮障夹,然后将橡皮布置于其上。

4. 打孔器 有两种类型,即单孔打孔器和多孔打孔器(图3-5)。单孔打孔器只打单一大小的孔(图3-5A),多孔打孔器有一个转盘,盘上有不同直径的孔,直径范围从0.5~2.5mm,可选择其中之一(图3-5B)。

5. 橡皮障夹钳 用于安放、调整和移开橡皮障夹(图3-6)。为便于安放橡皮障夹,橡皮障夹钳尖端的直径应比橡皮障夹上孔的直径小。

6. 润滑剂、固定带和牙线 硅树脂润滑剂或剃须泡沫用于在过紧的邻接区放置橡皮布。固定带可用于使橡皮布通过接触点,然后用来固位。在前牙区,固定带和牙线可用来代替橡皮障夹固定橡皮障,尤其是必须用到劈障技术时,这种方法较适合(图3-7)。

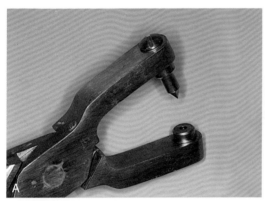 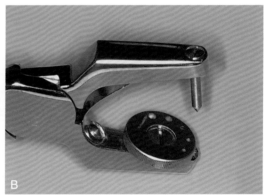

图 3-5 打孔器
A. 单孔打孔器 B. 多孔打孔器

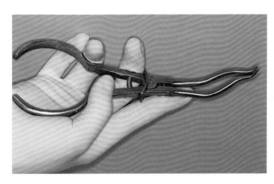

图 3-6 橡皮障夹钳

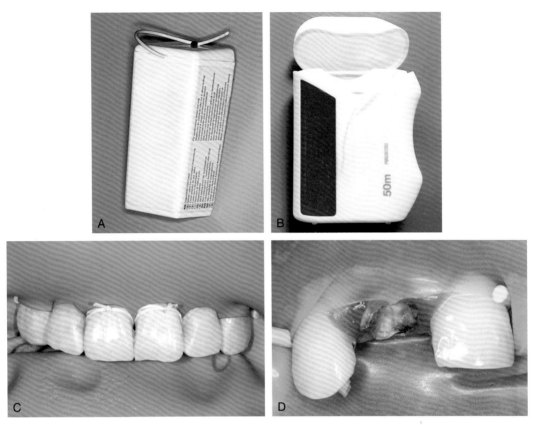

图 3-7 固定带和牙线
A. 固定带 B. 牙线 C. 固定带和牙线用于前牙区 D. 用于固位劈开的橡皮布

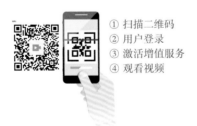

① 扫描二维码
② 用户登录
③ 激活增值服务
④ 观看视频

视频 2 牙线打结

7. 封闭剂、打孔模板　封闭剂用于帮助封闭橡皮布周围。如果缺乏商品封闭剂,也可使用氧化锌丁香油粘固剂,或使用橡胶印模材料以及牙龈保护剂作为封闭剂(图 3-8)。标记有牙位的打孔模板可提示不同患牙在橡皮布上打孔的相应位置(图 3-9)。

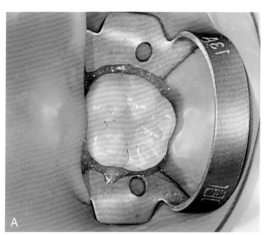 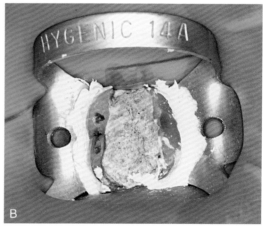

图 3-8　封闭剂
A. 牙龈保护剂作为封闭剂　B. 氧化锌丁香油粘固剂作为封闭剂

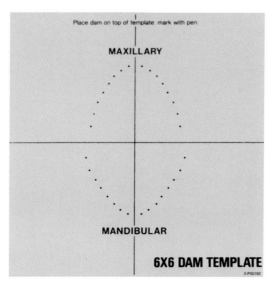

图 3-9　打孔模板

三、橡皮障的安放

1. 单颗牙橡皮障隔离

(1) 可参照橡皮障打孔模板打孔；或在橡皮布中央划一个十字，在适当的象限打一个孔(图 3-10A)。若使用科尔橡皮障，则省略参照模板的打孔步骤，只需使用剪刀在相应牙位剪孔(图 3-10B)。

(2) 选择有翼的橡皮障夹，在口内试夹后，穿入橡皮布的孔中(图 3-10C，图 3-10D)。

(3) 将橡皮障夹钳安放于橡皮障夹的孔中(图 3-10E)。

(4) 将橡皮障夹连同橡皮布一起置于患牙上(图 3-10F)，必须确保不夹到软组织，用手指引导橡皮障夹就位。

(5) 橡皮障夹完全就位后，移开橡皮障夹钳。再将橡皮布从橡皮障夹的翼上放下，使橡皮布紧贴隔离牙的颈部(图 3-10G)。

(6) 用牙线通过与相邻牙的接触点，向下压橡皮布，使橡皮布通过接触点完全就位(图 3-10H)。

(7) 安放橡皮障架，将橡皮布展开并固定在支架上(图 3-10I)。

(8) 检查橡皮布与牙之间是否密合，有时需要松夹放障。必要时封闭剂可用作额外的保护(图 3-10J)。

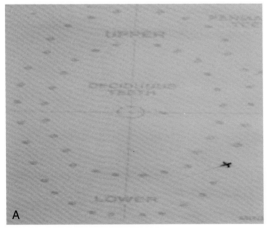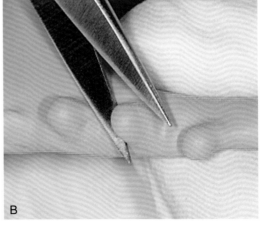

图 3-10　单颗牙橡皮障隔离
A. 参照橡皮障打孔模板打孔　B. 使用剪刀在相应牙位剪孔

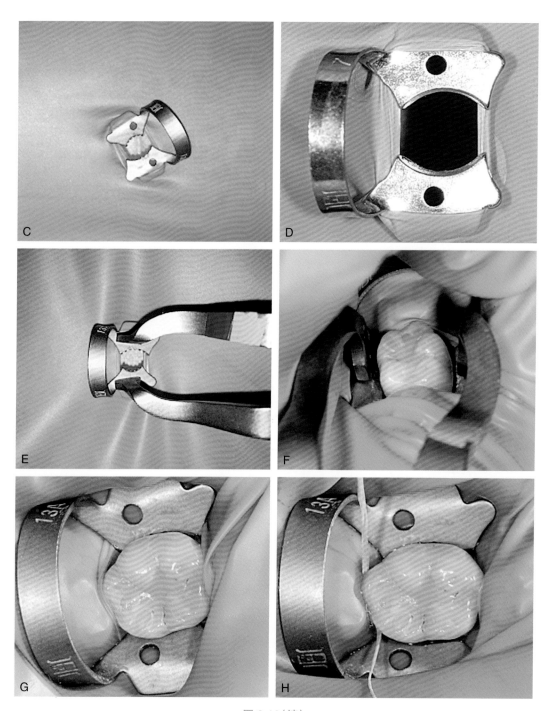

图 3-10(续)

C、D.将橡皮障夹放入橡皮布的孔中　E.将橡皮障夹钳安放于橡皮障夹的孔中　F.用橡皮障夹钳将橡皮障和橡皮障夹置于患牙上　G.移开橡皮障夹钳　H.用牙线通过接触点使橡皮布就位

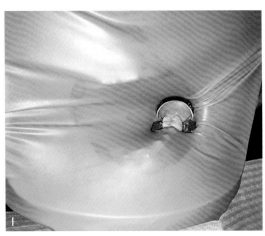

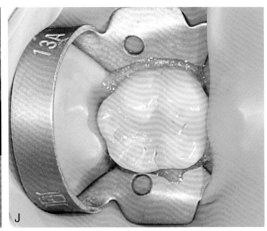

图 3-10(续)
I.将橡皮布固定在橡皮障支架上　J.封闭剂防漏

此外,临床上还有另外两种橡皮障的安放步骤:①先将橡皮布展开并固定在支架上,再用橡皮障夹钳将橡皮布、支架和橡皮障夹置于患牙上(图 3-11);②橡皮布优先法,先将橡皮布置于患牙上,再安放橡皮障夹,最后安放橡皮障架,多用于前牙(图 3-12)。

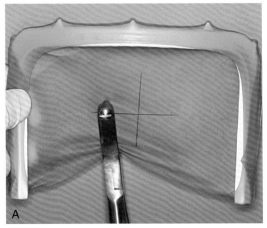

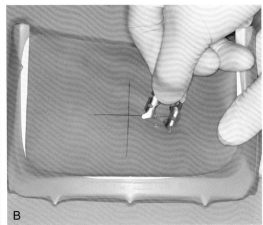

图 3-11　橡皮障安放的其他步骤
A.在橡皮布中央划一个十字,在左下颌象限打一个孔　B、C.将橡皮障夹的翼穿入橡皮布的孔中

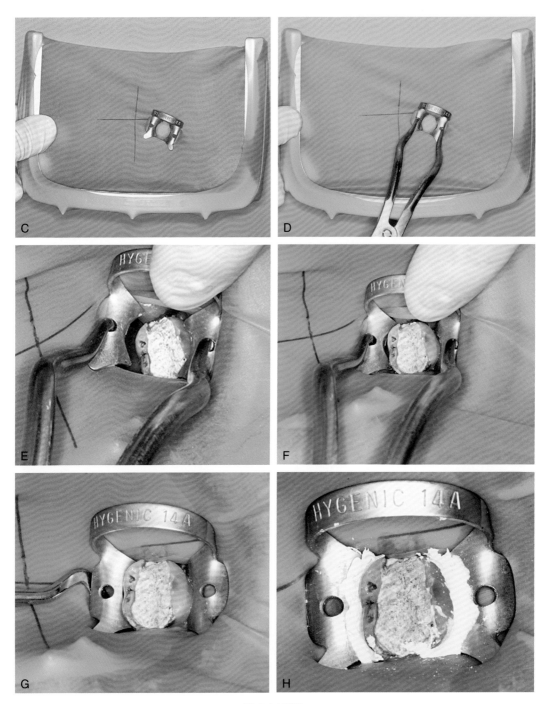

图 3-11（续）

D. 将橡皮障夹钳安放于橡皮障夹的孔中　E. 用橡皮障夹钳将橡皮布、橡皮障架和橡皮障夹置于患牙上
F. 用手指引导橡皮障夹就位　G. 将橡皮布从橡皮障夹的翼上放下　H. 置封闭剂

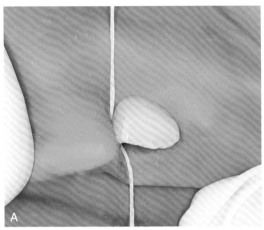
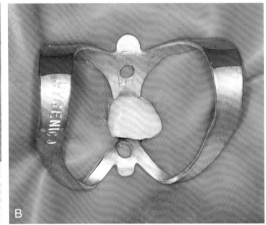
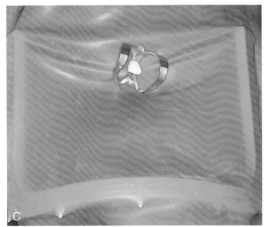

图 3-12　前牙橡皮障安放的其他步骤
A. 先将橡皮布置于患牙上　B. 再安放橡皮障夹
C. 最后安放橡皮障架

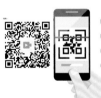

① 扫描二维码
② 用户登录
③ 激活增值服务
④ 观看视频

视频 3　单颗后牙橡皮障隔离

2. 多颗牙橡皮障隔离

（1）用圆珠笔在橡皮布上标记牙位，打多个孔；也可参照打孔模板打孔。安放好橡皮障夹后，再将橡皮布套入相应的牙上。可用固定带从近中固位橡皮布，橡皮障架可最后安放（图 3-13）。

（2）多颗前牙可用固定带或牙线帮助穿过较紧的邻接区以固位橡皮布（图 3-14）。

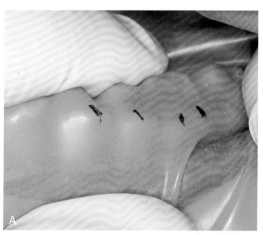
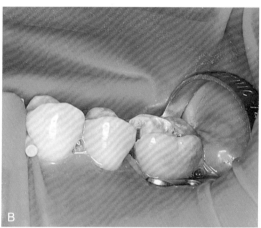
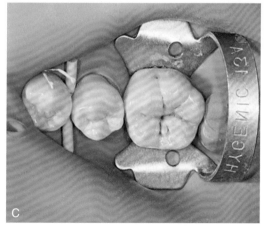

图 3-13 多颗后牙橡皮障隔离
A. 圆珠笔在橡皮布上标记牙位 B、C. 固定带从近中固位橡皮布

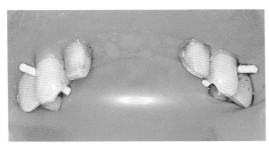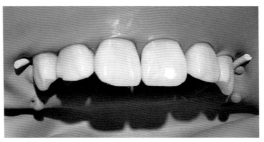

图 3-14 多颗前牙橡皮障隔离

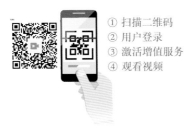
① 扫描二维码
② 用户登录
③ 激活增值服务
④ 观看视频

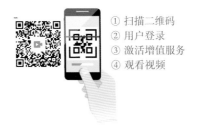
① 扫描二维码
② 用户登录
③ 激活增值服务
④ 观看视频

视频 4 多颗后牙橡皮障隔离　　　　视频 5 多颗前牙橡皮障隔离

3. 劈障技术　适用于隔离牙体严重破坏的患牙,或洞缘位于龈下使用标准隔离方法失败时,也适用于试图隔离固定桥的基牙,或已完成牙体预备拟行冠修复的牙,或未完全萌出的牙。

(1) 在橡皮布上对应于需隔离牙的两边打两个孔,剪一个口以连接两个孔。橡皮布可用橡皮障夹、固定带或牙线固位。前牙有时可不需要额外固位(图 3-15A~C)。

(2) 后牙裂缝的隔离效果较差,因此需要填缝剂来封闭缺损的边缘(图 3-15D)。

4. 无翼橡皮障夹的使用　将一定长度的牙线系于橡皮障夹上,牙线可通过橡皮障夹上的孔,绕过弓部系在相对的孔上,如果橡皮障夹在使用过程中落于患者口中,这样有助于拉回(图 3-16)。在橡皮布上打孔,先通过橡皮障夹弓部,套到橡皮障夹上,然后再盖过两边。

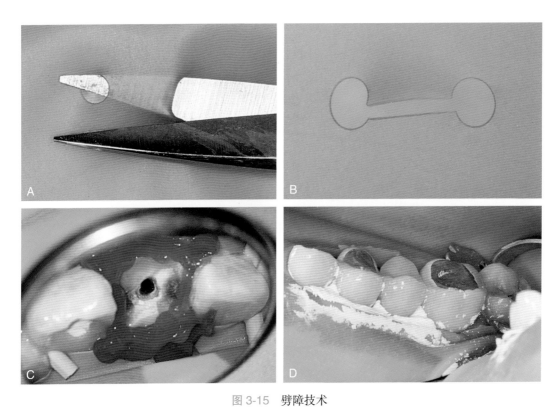

图 3-15　劈障技术

A. 在橡皮布上打两个孔后剪开　B. 两孔间的狭长开口　C. 前牙可不需要额外固位　D. 后牙需要填缝剂封闭缺损边缘

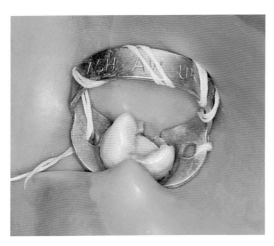

图 3-16　无翼橡皮障夹的安放

四、问题及解决方法

1. 橡皮布裂开

（1）检查打孔器在橡皮布上打的孔是否清晰，打孔后应去掉一个完整的圆。

（2）检查转盘以正确的角度与打孔钻对合，使切割均匀。

（3）通过在一张新的橡皮布上打两个交叠的孔使其成为一个更大的孔，这样橡皮布可少拉伸而不至于撕裂。

2. 橡皮障夹从牙上滑脱

（1）检查橡皮障夹与患牙的大小是否合适（图 3-17）。

（2）橡皮障夹经常使用后会变形。

（3）当隔离后牙时要确保橡皮布从橡皮障架的一边到另一边存在松弛，以减少横向张力。

3. 严重破损的患牙

（1）使用劈障技术，用填缝剂封闭边缘。

（2）使用龈下夹，但要尽量避免损伤牙龈（图 3-18）。

（3）用玻璃离子（图 3-19）、树脂（图 3-20）或正畸带环恢复患牙形态。

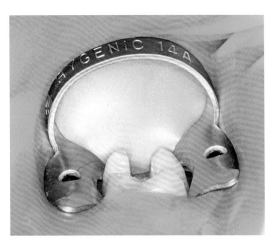

图 3-17　橡皮障夹不合适

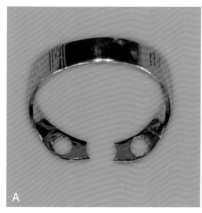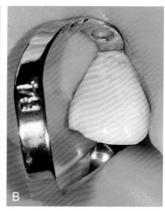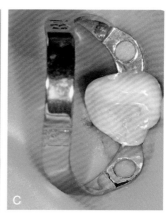

图 3-18　B4 橡皮障龈下夹的使用
A. B4 龈下夹　B. 安放龈下夹（唇面观）　C. 安放龈下夹（舌面观）

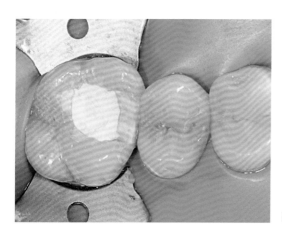

图 3-19　玻璃离子近中假壁

4. 固定桥的隔离

（1）如果需要隔离整个桥，可使用劈障技术。

（2）单颗基牙可用单颗牙橡皮障隔离术；接近桥体的小缝隙可用填缝剂填满。

5. 牙冠长度长于橡皮障夹弓高度时的就位困难

（1）在更靠近冠方的位置夹住患牙。

（2）采用无橡皮障夹，使用固定带和牙线固定。

（3）用正畸分离器将橡皮障环绕固位在牙颈部，使用厚型或超厚型的橡皮障。

（4）如果患牙拟用作覆盖义齿，在放置橡皮障前可降低其临床高度。

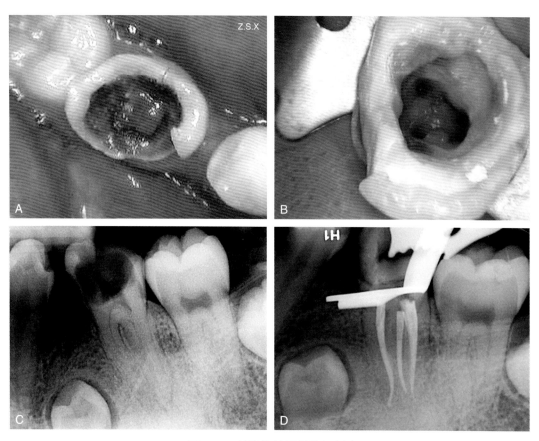

图 3-20　树脂恢复牙冠形态病例
A. 术前残冠　B. 树脂恢复牙冠形态　C. 术前 X 线片　D. 根充

（张　露　陈　智）

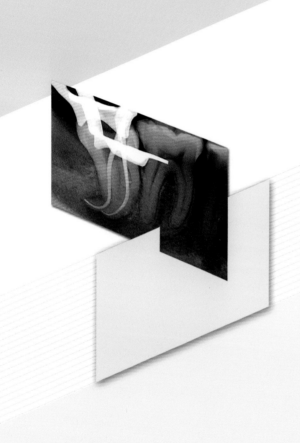

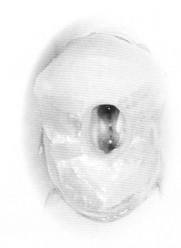

第四章

开　髓

　　开髓是指冠部髓腔预备,也被称为髓腔的开通或髓腔入口预备,其主要目的包括:①去除龋坏组织,保留健康的牙体结构;②揭除髓室顶,去除冠髓;③探明根管口的数量及位置;④建立进入根管的直线通路。

一、基本原则

(一) 外形制备

前牙在舌面开髓,后牙在𬌗面开髓。开髓必须要遵循从内向外的制备方式,根据髓腔形态来制备开髓的外形。一般来讲,洞形主要受髓室大小的影响。对于年轻患者,其患牙洞形的制备范围要比老年患者广泛,因为老年人髓腔随着年龄的增长而逐渐变小(图 4-1)。洞形应能准确反映髓室的形状,例如上颌磨牙根管开口的位置呈三角形,其髓室顶通常也呈三角形,因此上颌磨牙的洞口也应制备成三角形(图 4-2)。

患牙根管的数目、位置以及根管的弯曲度和弯曲方向,也是影响外形制备的重要因素。为了使根管预备器械在无干扰的情况下进入每一个根管,经常需要延长洞壁,这样洞形也会随之发生改变(图 4-3,图 4-4)。

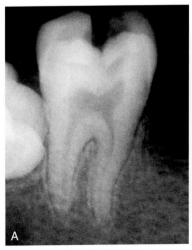 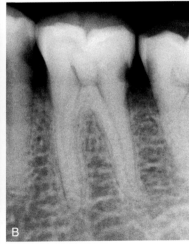

图 4-1　髓腔的增龄性变化
A. 年轻人患牙髓腔
B. 老年人患牙髓腔

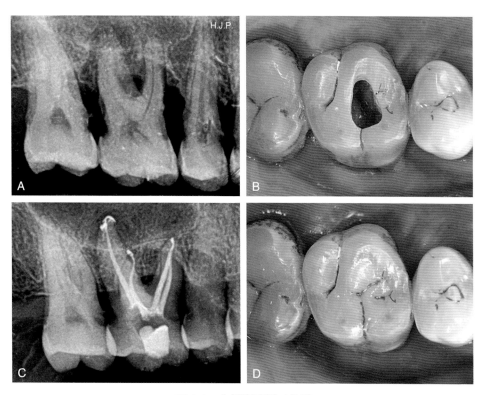

图 4-2 上颌磨牙洞口外形
A.术前 X 线片　B.洞口呈三角形　C.根充　D.树脂修复

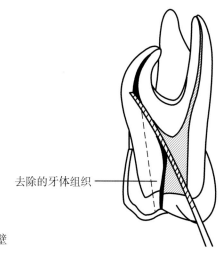

去除的牙体组织——

图 4-3 需延长洞壁

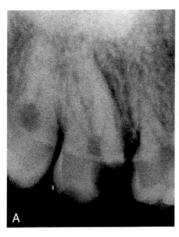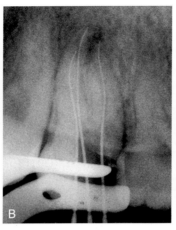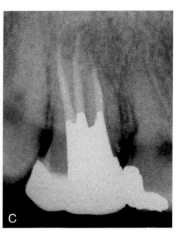

图 4-4 延长洞壁病例
A. 术前 X 线片　B. 延长洞壁　C. 根充及冠修复

（二）便利形制备

便利形是指冠部髓腔的形状便于根管的预备和充填,其要求有:①器械可直接进入根管口或到达根尖孔;②适应粗大器械的操作和特殊充填技术的进行。

当怀疑或发现有额外根管存在时,洞形要做适当调整,以利于额外根管的寻找。外形调整是仅仅对影响器械操作的某一洞壁做调整,因此,上颌磨牙便利形制备常使外形呈不规则状或扁三角形,当近中颊根存在 2 个分开的根管时,其外形应调整为棱形(图 4-5),牛牙症患牙可呈圆长方形(图 4-6)。

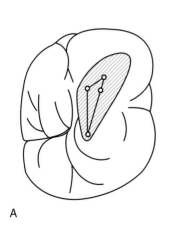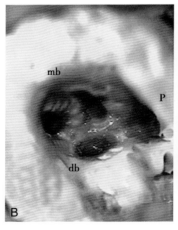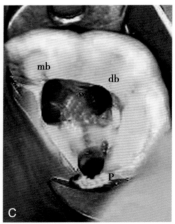

图 4-5 便利形制备
A. 扁三角形　B、C. 棱形
mb. 近中颊侧根管;db. 远中颊侧根管;P. 腭侧根管

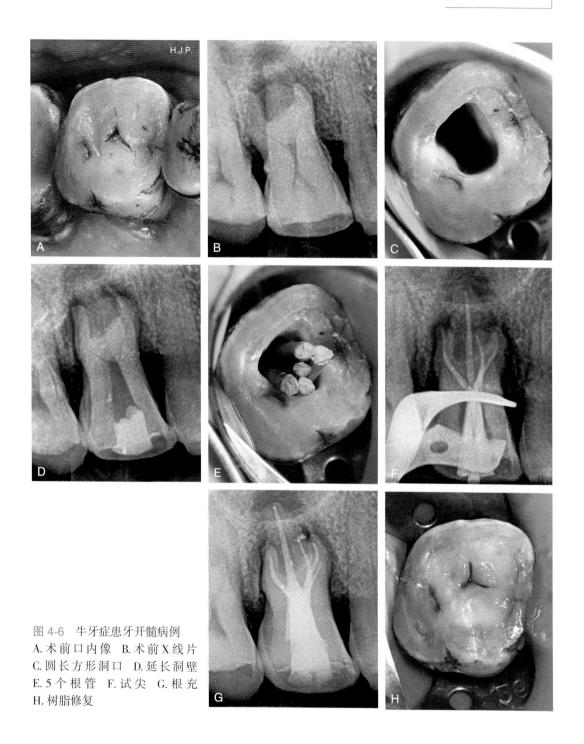

图 4-6 牛牙症患牙开髓病例
A. 术前口内像　B. 术前 X 线片
C. 圆长方形洞口　D. 延长洞壁
E. 5 个根管　F. 试尖　G. 根充
H. 树脂修复

（三）龋坏组织和不良修复体的去除

在开髓过程中,要尽量去除残留的龋坏组织和不良修复体,其要求是:①尽可能用机械性方法去除窝洞内的细菌;②去除无基釉和不良修复体;③去除可能导致牙冠变色的着色牙体组织;④去除可能导致微渗漏的潜在因素。

（四）窝洞清理

在根管预备之前,髓室内所有的龋坏组织、碎屑和残渣都必须清理干净。如果髓室内残存有钙化或金属颗粒,它们进入根管后就会使根管阻塞或成为根尖异物。残渣进入根管内,也可能使根管内细菌增多,导致根尖周感染的概率加大。在窝洞清理中,使用球钻的效果最好,长刃的挖匙也是去除龋坏牙本质较理想的工具。另外,用次氯酸钠溶液冲洗髓腔也可获得较好的效果(图 4-7)。

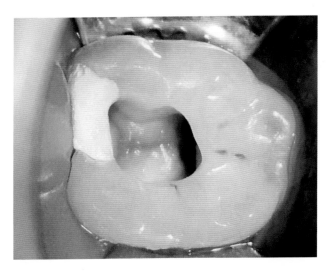

图 4-7　次氯酸钠冲洗后的髓腔

二、基本步骤

（一）估计深度

首先根据术前 X 线片了解髓室顶的深度和形状。X 线片最好采用平行投照的方式进行拍摄,这样有利于估计钻针的长度与髓室顶和髓室底的关系,避免钻针过短或过长,以及髓底的穿孔(图 4-8A)。

（二）去除龋坏组织和穿通髓腔

可使用高速裂钻或金刚砂钻去除龋坏组织(图 4-8B),或去除在直线通路上的修复体,初步建立外形;再用裂钻或金刚砂钻针在近髓处或髓腔最明显处穿通髓腔(图 4-8C)。若是多根的磨牙,钻针应朝着最大根管的长轴方向穿通髓腔,如上颌磨牙的腭根和下颌磨牙的远中根。

图 4-8 开髓基本步骤
A.估计深度 B.去除龋坏组织 C.穿通髓腔 D.揭除髓室顶 E.修整洞形 F.清理髓腔 G.探查根管口

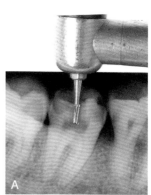

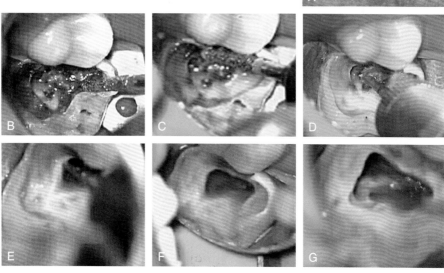

（三）揭去髓室顶

髓室顶穿通后,可选用低速球钻以向冠方提拉的动作揭除髓室顶,此时不可向根方用力,以避免台阶或穿孔的形成(图 4-8D);也可用钝头的安全钻针,如 Endo Z 去除髓室顶。最后用球钻进一步去除可能存在的龋坏组织。常用钻针见图 4-9。

（四）修整洞形

选用细小的安全钻针对洞形进行修整(图 4-8E),再用探针检查髓壁情况,如是否残留有髓角等问题。

（五）清理髓腔和探查根管口

开髓过程中要不断对髓室进行冲洗,以保持清晰的视野和干净的髓腔(图 4-8F)。用 17% 的 EDTA 根管冲洗液冲洗是去除玷污层的较好方法,也可将 EDTA 凝胶存放在髓室内 1~2 分钟,然后用次氯酸钠溶液冲洗髓室。

最后用 DG16 根管探针检查根管的开口、数目及根管离开髓室的方向和角度。该步骤完成后,开髓才算结束(图 4-8G)。

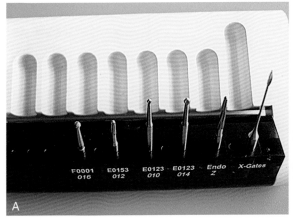
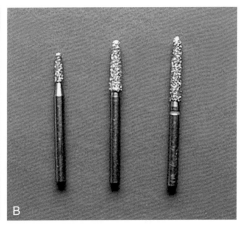

图 4-9　常用钻针
A. Endo Z 和裂钻　B. 金刚砂钻

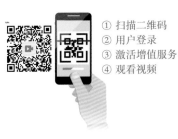

① 扫描二维码
② 用户登录
③ 激活增值服务
④ 观看视频

视频 6　开髓基本步骤

三、各牙开髓的要点

（一）上颌前牙

所有上颌前牙开髓的部位均应在舌面。最初的入口在舌面正中央、舌隆突的稍上方（图 4-10A）。开髓时，先用裂钻与牙长轴成 90° 方向钻入牙釉质，然后逐渐移动钻针使其与牙长轴平行继续钻磨牙体组织（图 4-10B），并使外形初步成为一个略圆的三角形，即底向切缘、顶向颈部（图 4-10C）。可继续用裂钻或改用小号球钻穿通髓室顶。

穿髓即有落空感后，用球钻与牙长轴平行向上做提拉运动，由内向外充分暴露近、远中髓角，去除髓室顶，并清除髓角内的碎屑和着色的牙本质（图 4-10D），最后用锥形金刚砂安全钻针行洞形的修整（图 4-10E）。洞缘应略向切缘扩展，以便根管扩锉器械可在不受张力的状态下直接进入根管的根尖 1/3 段（图 4-10F）。

值得注意的是，尖牙的洞口应是唇舌径大于近远中径的椭圆形；对体积较小的上颌侧切牙，应避免在牙颈部唇侧壁形成台阶或穿孔。有学者提倡在用高速裂钻时可直接沿近牙长轴方向开髓，而不必先以 90° 角钻入牙釉质（图 4-11）。

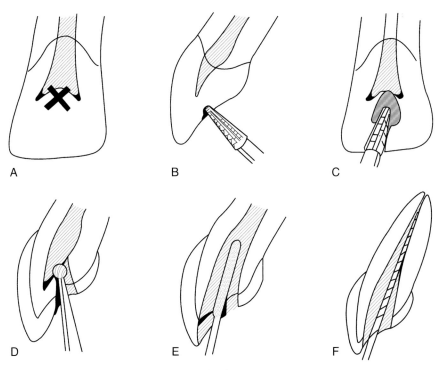

图 4-10　上颌前牙开髓（示意图）

A. 开髓的部位　B. 钻入牙釉质的方向　C. 略圆的三角形外形　D. 揭除髓室顶
E. 修整洞形　F. 器械循直线到达根尖区

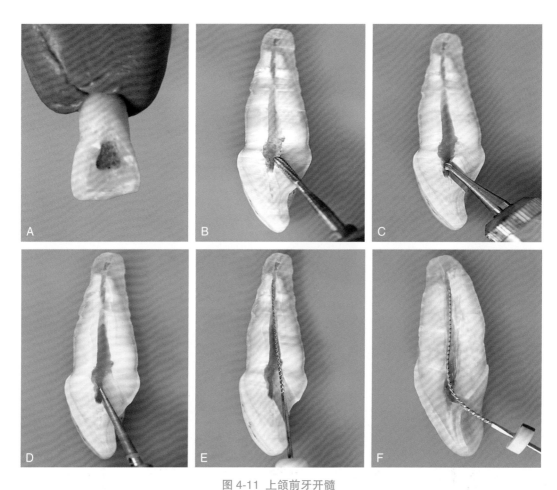

图 4-11 上颌前牙开髓

A. 开髓的外形　B. 直接沿近牙长轴方向开髓　C. 揭除髓室顶　D. 修整洞形　E. 器械循直线到达根尖区
F. 器械不能循直线进入根管

(二) 下颌前牙

所有下颌前牙开髓的部位亦在舌面,且操作步骤和要求也基本与上颌切牙相同。下颌前牙的洞形均为唇舌径略长的椭圆形,且成年人前牙的洞形较年轻人前牙的洞形要窄一些,同时洞缘也更向唇侧扩展(图 4-12)。

下颌前牙髓腔狭小,开髓时要选用较小号的裂钻和球钻。下颌切牙出现双根管的概率相对较多,因此,洞形可略向舌侧扩展,以免形成台阶和遗漏根管(图 4-13)。图 4-14 所示开髓时发生于下颌切牙颈部的侧穿。

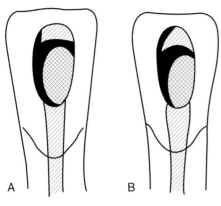

图 4-12　下颌前牙洞形
A.年轻人切牙洞形　B.成年人切牙洞形

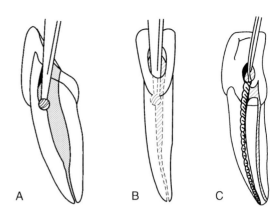

图 4-13　下颌切牙开髓时出现台阶和遗漏根管
A、B.台阶　C.遗漏根管

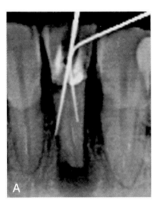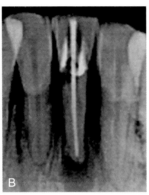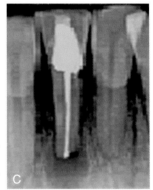

图 4-14　下颌切牙颈部侧穿病例
A.颈部侧穿　B.试尖　C.根充

（三）上颌前磨牙

上颌前磨牙开髓的部位在𬌗面中央,用裂钻进入牙本质深层后做颊舌向移动（图 4-15A）。用裂钻或球钻穿通髓室顶后（图 4-15B）,需用探针检查根管口的位置,以明确窝洞扩展的位置和方向（图 4-15C）。换球钻由内向外揭除髓室顶,并行颊舌向的扩展,最后用金刚砂安全钻针修整洞壁,使洞形成为颊舌向的椭圆形（图 4-15D~F）。此外,若上颌前磨牙的牙根明显弯向远中,洞缘可略向近中扩展,以便根管预备器械能更接近根尖。离体牙开髓见图 4-16。

上颌前磨牙开髓中最常见的问题是髓腔暴露不够,圆形洞口可能导致根管遗漏。另外,上颌前磨牙颈部缩窄且牙长轴向远中倾斜,开髓时常会导致近中颈部穿孔或形成台阶;有时也会出现远中颈部穿孔(图 4-17)。

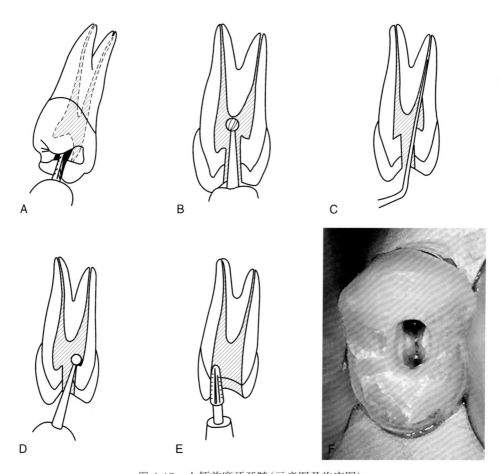

图 4-15　上颌前磨牙开髓(示意图及临床图)
A.高速裂钻钻入牙釉质　B.穿通髓室顶　C.探查根管口　D.揭除髓室顶　E.修整洞形　F.椭圆形洞口

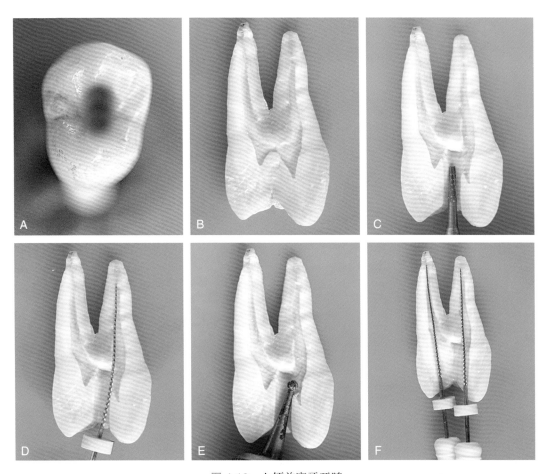

图 4-16 上颌前磨牙开髓

A. 洞口外形　B. 髓腔剖面图　C. 裂钻穿通髓室顶　D. 探查根管口　E. 揭除髓室顶　F. 器械循直线到达根尖区

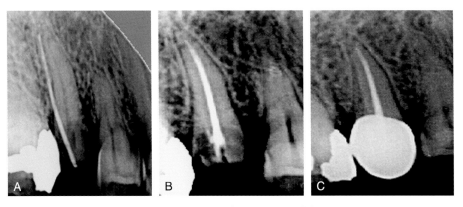

图 4-17 上颌前磨牙颈部穿孔病例

A. 远中颈部穿孔　B. 根充　C. 全冠修复

（四）下颌前磨牙

下颌前磨牙开髓的部位、方法和注意事项基本同上颌前磨牙，但由于下颌前磨牙多为单根管，因此洞口为短椭圆形（图 4-18A）。若下颌前磨牙出现双根管，可制备成颊舌向的长椭圆形（图 4-19）。下颌前磨牙牙冠向舌侧倾斜且颊尖较大，钻针进入的位置应偏向颊尖。下颌前磨牙也是颈部缩窄且牙长轴向远中倾斜，开髓时常会导致近中颈部台阶的形成（图 4-18B，图 4-18C）。

（五）上颌磨牙

所有磨牙开髓的部位都在𬌗面。上颌磨牙开髓时用裂钻在𬌗面中央窝朝近中舌尖方向钻入，用裂钻或球钻穿通髓室顶后，再用安全钻针向近中舌尖方向扩展到接近舌尖处（图 4-20A，图 4-20B）。由于腭根最粗大，因此应首先寻找腭侧根管，再探查颊侧根管口的位置（图 4-20C）。随后用安全钻针或球钻向颊侧方向揭除髓室顶，一般在位于近中颊尖下方发现近中颊根根管口后，钻针再向远中略向腭侧方向移动以去除整个髓室顶（图 4-20D），最后用金刚砂安全钻针对洞壁进行修整（图 4-20E，图 4-20F）。上颌第一磨牙洞口基本上为底向颊侧、顶向腭侧的三角形或棱形（图 4-21A~C）；上颌第二磨牙洞口为较扁的三角形（图 4-21D，图 4-21E）。

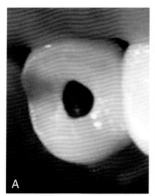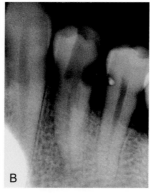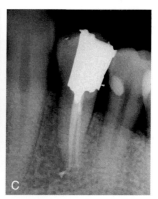

图 4-18 下颌前磨牙洞口外形和台阶形成病例
A. 短椭圆形洞口　B. 牙颈部台阶形成　C. 根充及修复

上颌磨牙容易遗漏 MB2,寻找的方法主要有:①了解髓腔解剖,大于 60% 的上颌第一磨牙和 20%~40% 的上颌第二磨牙存在 MB2;②术前多角度拍 X 线片,牙根越宽越可能有双根管;③ CBCT 能提高 MB2 检出率;④建立直线通路,完全揭除髓室顶,找出 MB1;⑤用超声工作尖或长颈球钻从 MB1 向腭根方向去除黄色的牙本质悬突,MB2 多在 1~3mm 范围内;⑥用根管探针沿着狭窄的沟裂处用力探查,若有出血或疼痛提示有多根管;⑦用小号锉探查,若锉能立起来或进入根管内也可确认 MB2;⑧可用碘酊或亚甲蓝染色髓室底;⑨用次氯酸钠进行"发泡试验",有时可发现根管口的位置;⑩牙科显微镜或放大镜可提高 MB2 检出率。临床病例见图 4-22 和图 4-23。

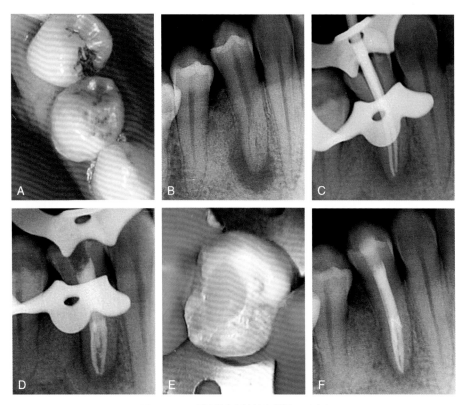

图 4-19 下颌前磨牙椭圆形洞口病例

A.术前口内像 B.术前 X 线片 C.试尖 D.根充 E.树脂修复口内像 F.术后 1 个月复查

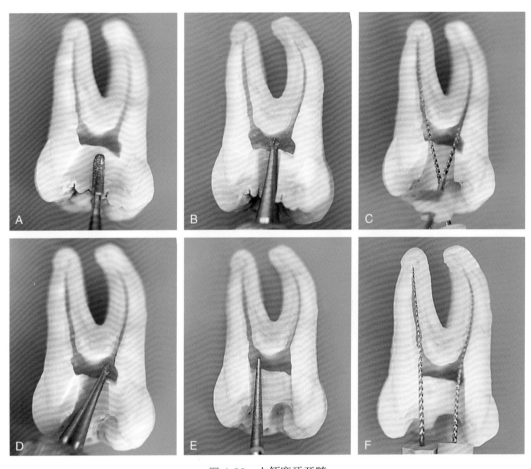

图 4-20　上颌磨牙开髓

A.裂钻钻至近髓　B.球钻穿通髓腔　C.探查根管口　D.揭除髓室顶　E.修整洞形　F.完成开髓

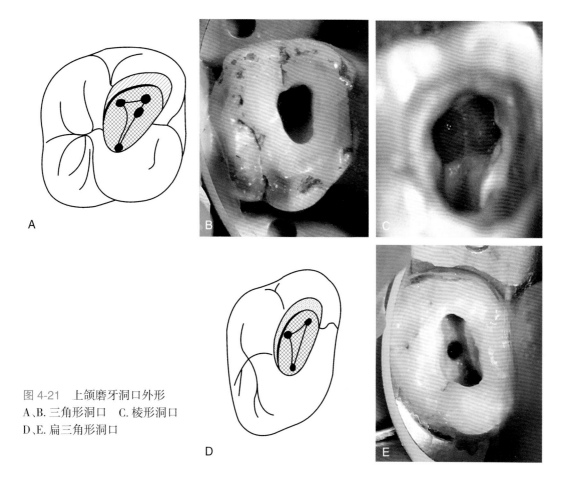

图 4-21　上颌磨牙洞口外形
A、B. 三角形洞口　　C. 棱形洞口
D、E. 扁三角形洞口

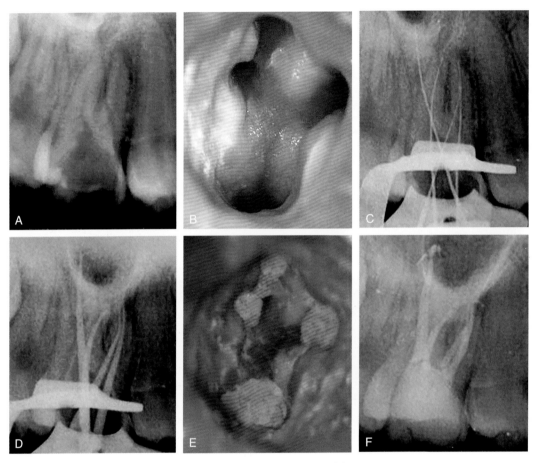

图 4-22 上颌第一磨牙 MB2 病例
A.术前 X 线片　B.MB2 位置　C.探查根管　D.试尖　E.根充后口内像　F.根充后 X 线片

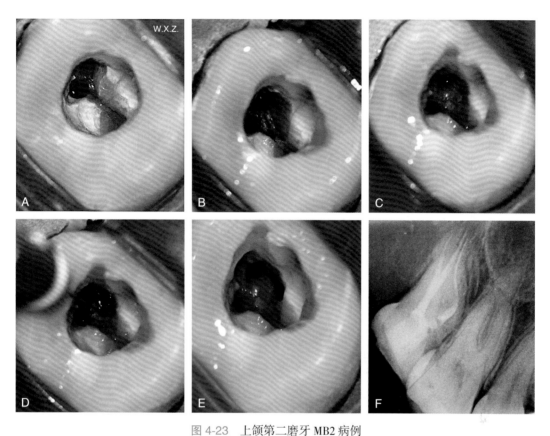

图 4-23 上颌第二磨牙 MB2 病例
A.黄色的牙本质悬突覆盖 MB2 B、C.超声去除牙本质悬突 D.小号锉探查根管 E.根管预备 F.根充后 X 线片

（六）下颌磨牙

下颌磨牙开髓的步骤基本同上颌磨牙,窝洞应位于𬌗面偏近中颊侧。下颌磨牙洞口应为近中边略宽于远中边、颊边和舌边等长的圆长方形,当远中只有一个根管口时洞口可为圆三角形(图 4-24,图 4-25)。

下颌磨牙开髓时,除了要防止髓室底的穿孔外,还要防止近中颈部或舌壁台阶或穿孔的形成(图 4-26)。此外,下颌磨牙偶见近中中根管(MM),若未能充分暴露髓腔,则易发生根管的遗漏(图 4-27)。

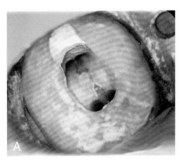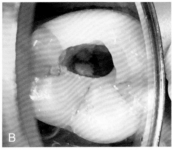

图 4-24　下颌磨牙洞口外形
A. 圆长方形　B. 圆三角形

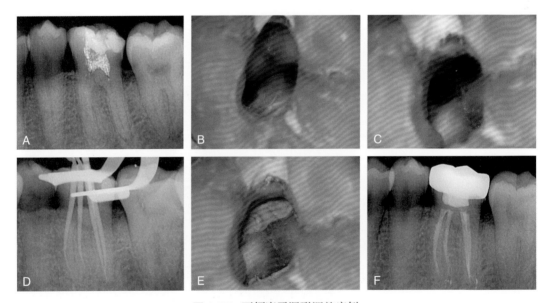

图 4-25　下颌磨牙洞形调整病例
A. 术前 X 线片　B. 洞形为圆三角形　C. 洞形调整为圆长方形　D. 试尖　E. 根充口内像　F. 冠修复后 X 线片

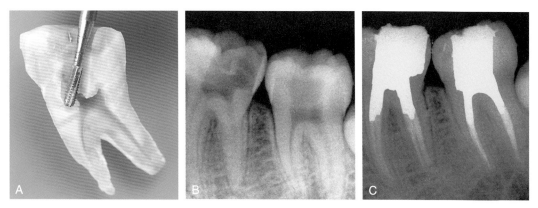

图 4-26　下颌第二磨牙台阶形成病例
A. 台阶形成（离体牙示意图）　B. 术前 X 线片　C. 近中颈部台阶形成

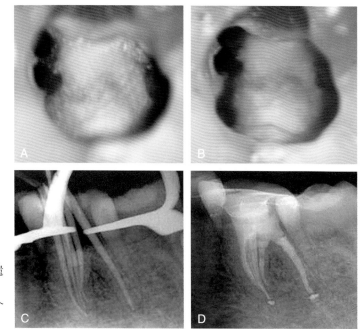

图 4-27　下颌磨牙开髓时根管遗漏病例
A. 近中暴露不充分　B. 近中 3 个根管　C. 试尖　D. 根充

四、微创开髓

随着牙科显微镜、CBCT、激光、超声和数字化导航等技术的推广,以及柔韧性更好的镍钛器械、更简便充填技术的普及使用,让开髓可以更准确、精细,洞口可以更小,颈周牙本质可以更多地保留。在一些特殊病例中,开髓位置可以变化,髓室顶可以部分或全部保留。例如,上颌前牙髓腔钙化时,洞口可以变小(图4-28);前磨牙伴有楔状缺损或畸形中央尖时,开髓可以保守(图4-29~图4-31);磨牙颈部龋损或髓腔钙化时,也可尝试微创开髓(图4-32~图4-34)。

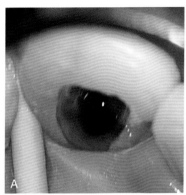 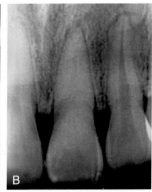 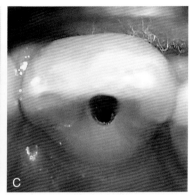

图4-28 上颌前牙微创开髓
A.上颌切牙常规洞形 B.髓腔钙化 C.微创洞形

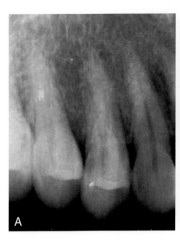 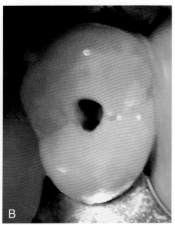 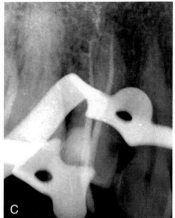

图4-29 上颌前磨牙微创开髓病例
A.术前髓腔较小 B.微创洞形 C、D.试尖

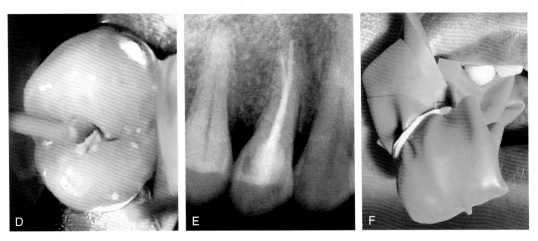

图 4-29（续）
E. 根充　F. 拍 X 线片时拴结橡皮障

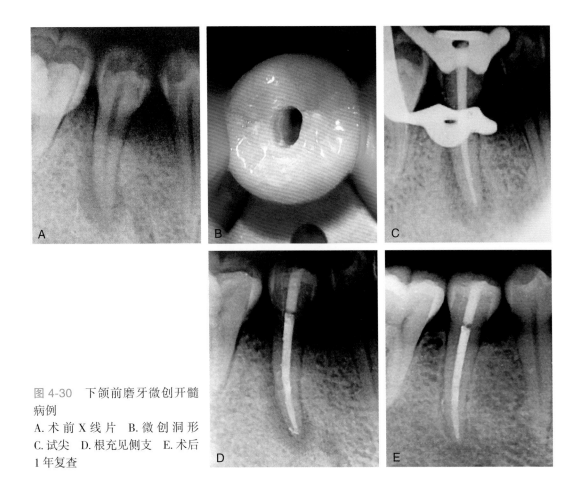

图 4-30　下颌前磨牙微创开髓病例
A. 术前 X 线片　B. 微创洞形
C. 试尖　D. 根充见侧支　E. 术后1 年复查

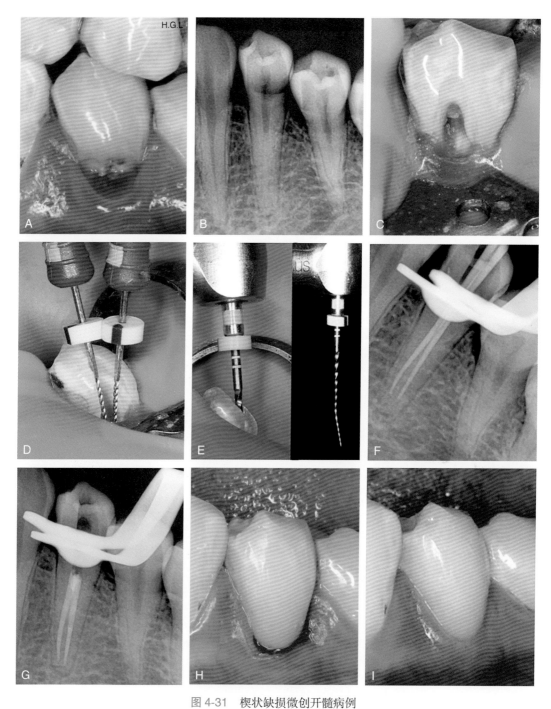

图 4-31 楔状缺损微创开髓病例

A.术前口内像　B.术前X线片　C.颊侧开髓　D.探查根管　E.可预弯镍钛器械预备根管　F.试尖
G.根充　H.树脂修复口内像　I.术后3个月复查口内像

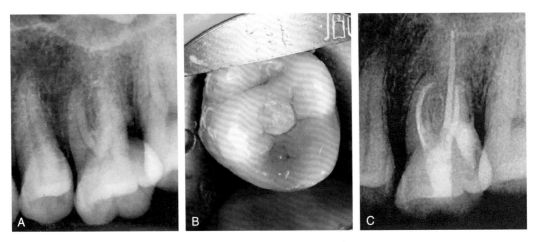

图 4-32 上颌磨牙微创开髓病例
A. 远中颈部龋损 B. 微创洞形 C. 根充及树脂修复

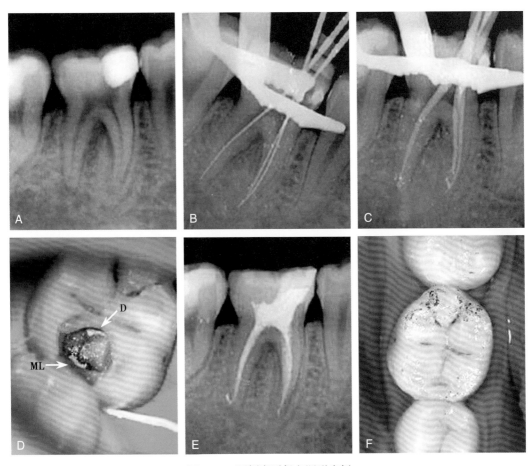

图 4-33 下颌磨牙保守洞形病例
A. 术前 X 线片 B. 探查根管 C. 试尖 D. 根充后口内像 E. 窝洞充填 X 线片 F. 树脂修复口内像

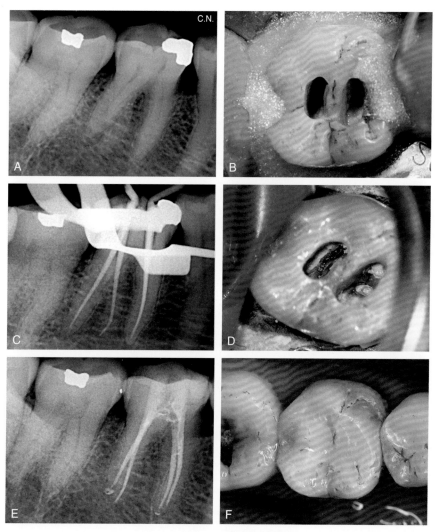

图 4-34　下颌磨牙微创开髓病例

A.术前髓腔钙化　B.微创洞形　C.试尖　D.根充后口内像　E.窝洞充填X线片　F.树脂修复口内像

（彭　彬　朱玲新）

第五章

根 管 预 备

　　根管预备是根管治疗中的关键步骤,其目的是:①清理:即去除根管系统内的感染物;②成形:是将根管制备成有利于冲洗、封药和充填的形态。根管预备主要通过器械预备和化学预备相结合的方法进行,化学预备将在后面章节介绍。

一、根管预备常用器械

根管预备器械是进行根管预备的必备仪器,术者必须熟悉其性能和使用方法才能有效地使用。

1. K-扩孔钻　由截断面为三角形的金属丝拧制而成,螺纹较稀疏,螺旋密度为0.5~1圈/毫米,螺旋角为10°~30°(图5-1)。当器械在根管中做顺时针方向旋转动作时可切削牙本质,其抗折性和柔韧性较好。

2. K锉　由截面为方形或三角形的金属丝拧制而成,螺纹较K-扩孔钻密集,密度为1.5~2.5圈/毫米,螺旋角为25°~40°(图5-2,图5-3)。操作时可用旋转或提拉动作切削根管壁牙本质。

3. C锉　C锉外形与K锉相似,但不同的品牌制作工艺不同,如C先锋锉刃部尖端3mm较硬;C+锉刃部尖段的锥度较大,使器械尖部的硬度有所增加(图5-4)。

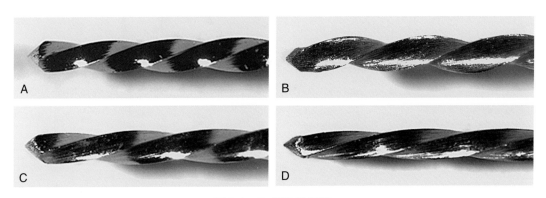

图5-1　K-扩孔钻刃部
A. Dentsply　B. SybronEndo　C. Mani　D. VDW

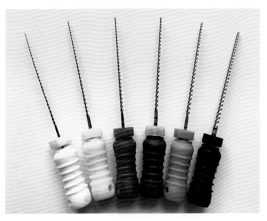

图5-2　K锉

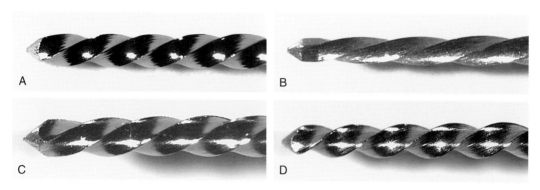

图 5-3　K 锉刃部

A. Dentsply　B. SybronEndo　C. Mani　D. VDW

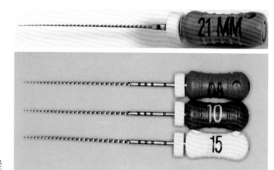

图 5-4　C 锉

上:C 先锋锉;下:C+ 锉

4. K-Flex 锉　K-Flex 锉与 K 锉相似,由截面为菱形的金属丝拧制而成,其菱形的两个锐角使切刃更锐利,两个钝角因直径较小增加了器械的柔韧性。刃部呈高低相间排列,可容纳并移去更多的碎屑,因而比普通 K 锉的清理效果更佳(图 5-5A)。

5. Flex-O 锉　由截面为三角形的金属丝拧制而成,螺旋密度为 1.81 圈 / 毫米,螺旋角为 30°, 为非切削尖端(图 5-5B)。与相应的 K 锉比较,它具有较好的切削和清理效果,其柔韧性和安全尖端更有利于弯曲根管的预备。

6. H 锉　由圆锥体金属丝经机械磨削而成,截面呈逗点状,螺旋角为 60°~65° (图5-6)。H 锉切刃锋利,与根管壁接近垂直,因此提拉动作可高效切削牙本质。H 锉适用于根管中上段较直部分的预备,不要做旋转运动,以防折断。

7. G 钻　G 钻有细而长的颈部,刃部短,顶端有安全钝头。G 钻共有 1~6 号,刃部直径为 0.5~1.5mm。主要用于根管口的敞开或根管中上段的预备(图 5-7)。

8. 拔髓针 它是在细金属丝上刻出细长的倒刺而成,主要用于拔除根管内牙髓。有短柄拔髓针,专用于后牙的拔髓。拔髓时不要用力压入或过度旋转以防止拔髓针折断,细小的根管应首先适当扩大后再使用拔髓针(图5-8)。

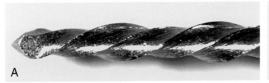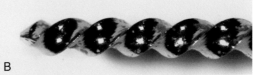

图 5-5　K-Flex 锉和 Flex-O 锉刃部
A. K-Flex 锉　B. Flex-O 锉

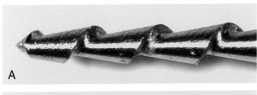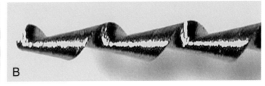

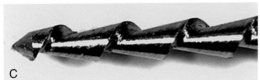

图 5-6　H 锉刃部
A. Dentsply　B. SybronEndo　C. Mani

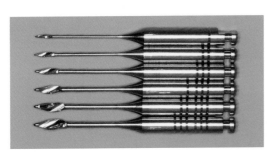

图 5-7　G 钻

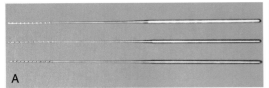
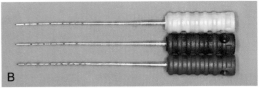
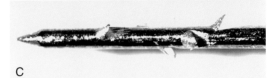

图 5-8　拔髓针
A.普通拔髓针　B.后牙专用拔髓针　C.刃部

二、基本概念及原则

1. 根管疏通　在根管预备之前首先要探查和疏通根管,了解根管的通畅性、弯曲情况以及根尖孔的大小。一般将较小的锉如 10 号 K 锉的尖端 2~3mm 用预弯器预弯后进行根管疏通(图 5-9);疏通的方法是:轻轻将锉插入根管,顺时针方向旋转 15°~30°,再逆时针方向旋转 15°~30°,向根尖方向渗透,小幅度提拉疏通根管。10 号锉可达根尖孔,再换 15 号锉采用同样方法疏通到根尖狭窄处(图 5-10)。

① 扫描二维码
② 用户登录
③ 激活增值服务
④ 观看视频

视频 7　根管疏通的方法

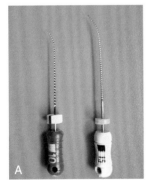
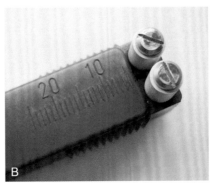
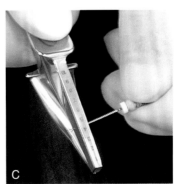

图 5-9　锉尖端预弯
A.锉尖端被预弯　B.塑料预弯器　C.金属预弯器

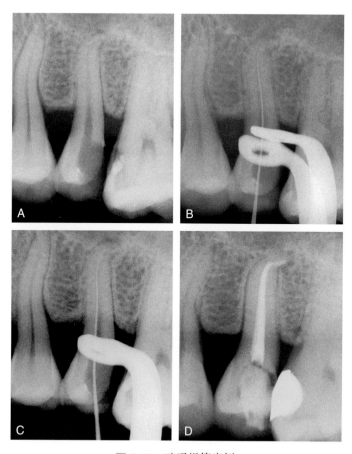

图 5-10　疏通根管病例
A.术前 X 线片　B. 10 号 K 锉预弯后疏通根管　C. 15 号 K 锉预弯
后疏通根管　D. 根充

2. 初尖锉和主尖锉　以到达根管工作长度并与根管壁有摩擦感的第一支锉为初尖锉,其尖部的直径代表根尖狭窄的大小,如初尖锉为 15 号 K 锉,该处的直径约为 0.15mm。完成根尖预备所用的最大号锉为主尖锉,它通常要比初尖锉大 2~3 号,至少为 25 号锉。

3. 回锉　在根管预备过程中,在换锉之前采用小一号的锉或初尖锉再次到达工作长度,其目的是维持工作长度和带出根尖处的碎屑。

4. 工作长度　根管的工作长度是指从冠部参照点到根尖狭窄的距离。根尖狭窄是根管预备的终止点,又称根尖止点,通常距根尖孔约为 0.5~1mm。确定工作长度的方法主要有 X 线片法和电测法。

（1）X 线片法:首先确定待测牙的冠部参照点,通常是切缘、洞缘或牙尖。该参照点在根管治疗过程中要稳定无变化,且预备器械杆部的橡皮片能与之接触。通常插入 15 号锉,拍 X 线片(图 5-11)。使用方便的根管测量台见图 5-12。

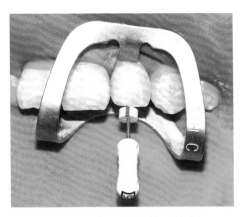

图 5-11 插 15 号锉拍 X 线片

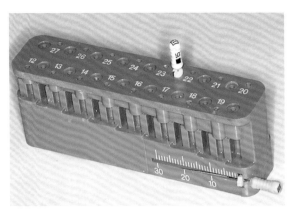

图 5-12 根管测量台

　　采用平行投照技术拍 X 线片较分角技术准确(图 5-13)。对于根管重叠病例,可将球管向左或向右偏 20° 分开重叠根管;而对根管较多的牙,应分拍几张 X 线片,以避免相互干扰(图 5-14,图 5-15)。此外,X 线片对根尖孔不在根尖的牙不准确(图 5-16)。

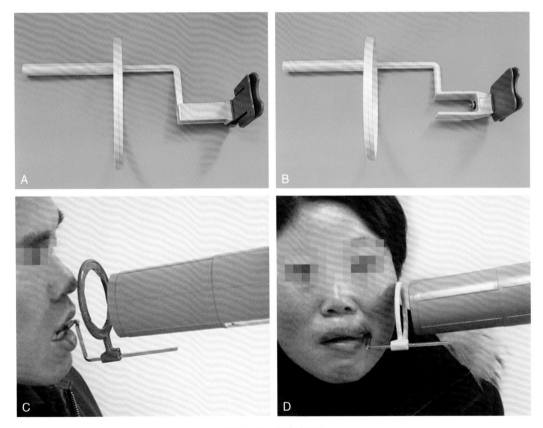

图 5-13 平行投照
A. 前牙平行投照器 　B. 可插锉的前牙平行投照器 　C. 前牙平行投照 　D. 后牙平行投照

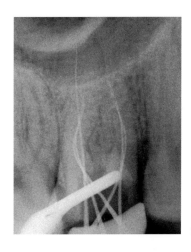

图 5-14　根管较多的病例
颊腭侧根管相互干扰

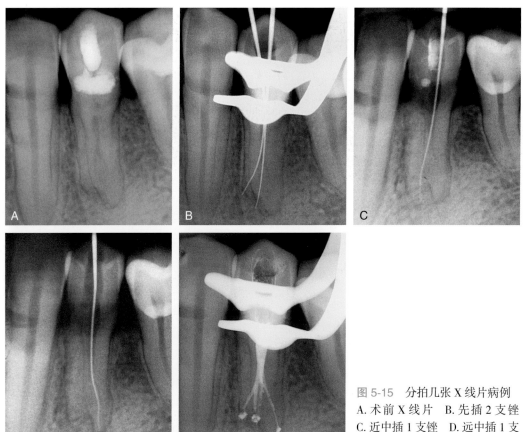

图 5-15　分拍几张 X 线片病例
A. 术前 X 线片　B. 先插 2 支锉
C. 近中插 1 支锉　D. 远中插 1 支
锉　E. 根充

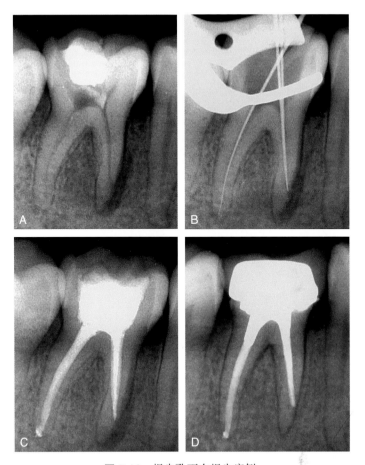

图 5-16　根尖孔不在根尖病例

A. 术前根侧暗影　B. 锉尖距根尖大于 2mm　C. 根充　D. 术后 1 年
复查, 暗影消失

　　(2) 电测法: 根尖定位仪是根管治疗的必备仪器, 有些与马达合二为一(图 5-17C), 有些带牙髓活力测验功能(图 5-17D)。测量时一个电极(唇钩)挂于口角处, 另一个电极与根管锉(一般用小号 K 锉)相连, 锉杆上的橡皮片与参照点接触, 当锉尖度数至报警线(或 0.0)后再退到标志线(或 0.5)时, 即可得出工作长度。

　　电测法与 X 线片法相比, 具有简便、快捷、准确, 且避免 X 线辐射等优点, 但患牙根尖孔较大或有内吸收时测量不准确(图 5-18)。

　　5. 根管预备基本原则　包括: ①根尖区预备之前一定要有准确的工作长度; ②根管预备时需保持根管湿润; ③预备过程中每退出或换用一支器械均需冲洗根管并回锉; ④根管锉不可跳号使用; ⑤对弯曲根管, 锉需要预弯; ⑥主尖锉至少为 25 号, 一般比初尖锉大2~3 号。

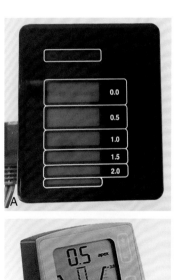
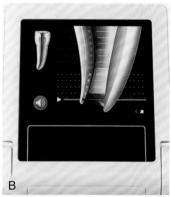
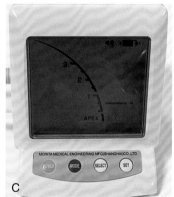
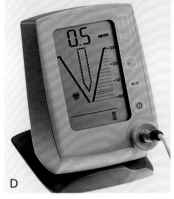
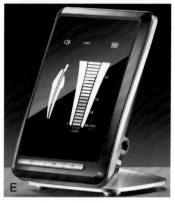

图 5-17　根尖定位仪
A. ProPex pixi　B. Raypex6
C. Dentaport ZX　D. Diagnostic
E. Woodpex V

① 扫描二维码
② 用户登录
③ 激活增值服务
④ 观看视频

视频 8　ProPex pixi

① 扫描二维码
② 用户登录
③ 激活增值服务
④ 观看视频

视频 9　Raypex5

① 扫描二维码
② 用户登录
③ 激活增值服务
④ 观看视频

视频 10　Diagnostic

① 扫描二维码
② 用户登录
③ 激活增值服务
④ 观看视频

视频 11　Woodpex V

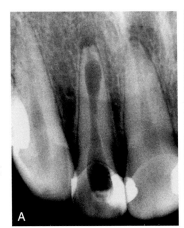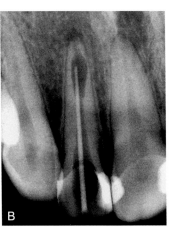

图 5-18 根尖孔较大时测量
不准确
A. 患牙根尖孔较大伴内吸收
B. 电测法使工作长度偏短

三、根管预备基本技术

根管预备基本技术可概括为逐步后退技术、根向预备技术和混合技术。逐步后退技术（step-back technique）是先用最小的器械从根尖开始预备，逐渐用较大的器械向冠方预备，最后用最大的器械预备根管口；根向预备技术（crown-down technique）是先用最大的器械从根管口开始，逐渐用较小的器械向根方预备，最后用最小的器械预备根尖。若在预备过程中使用了上述两种技术，则称为混合技术。根管预备过程可简单地分为根管入口（根管中上段）预备和根尖区（根尖 1/3 段）预备。以下主要介绍逐步后退技术和逐步深入技术。

（一）逐步后退技术

逐步后退技术主要适用于直根管和轻度弯曲的根管，可分为以下 5 个主要步骤：

1. 确定工作长度 根管疏通后确定工作长度（方法同前）。

2. 根尖预备 将初尖锉预弯后，轻旋插入根管至工作长度，进行根管扩大。常用的根尖预备器械为 K 锉，扩大的方法主要有：①顺时针旋转 30°~60°，使器械的切刃旋入牙本质内，向外提拉退出器械；②顺时针旋转 30°~60°，然后在轻轻向下加压的同时逆时针旋转 30°~60°，最后向外提拉退出器械；③将器械压向一侧根管壁，向外提拉切削牙本质的锉法。退出的器械经清洗后再次插入根管进行扩大，直到器械无阻力达到工作长度，然后换大一号器械，至少预备到 25 号主尖锉（图 5-19A）。需要注意的是，每换一根锉就要进行根管冲洗和回锉。

3. 逐步后退　当主尖锉预备完成后,可通过每增大一号锉,进入根管的长度减少1mm的方法进行根管预备,即逐步后退(图 5-19B);每换一根锉要用主尖锉回锉并冲洗。

4. 根管中上段敞开　可用G钻预备根管的中上部,顺序使用1、2号或3号G钻。每换用大一号G钻时,操作长度减少2mm左右,并用主尖锉回锉和冲洗根管(图 5-19C)。

5. 根管壁修整　用主尖锉将根管壁修整为连续的锥形。方法是将主尖锉插入根管至工作长度,使用锉法按顺时针方向切削整个根管壁,消除根管壁上可能存在的细小阶梯(图 5-19D)。

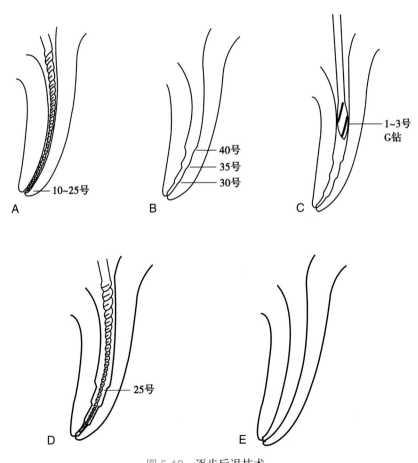

图 5-19　逐步后退技术
A.根尖预备　B.逐步后退　C.根管中上段敞开　D.根管壁修整　E.完成

(二) 逐步深入技术

逐步深入技术(step-down technique)由 Goerig 于 1982 年提出,是对逐步后退技术的一种改良。该技术(图 5-20)是从冠方至根方逐步深入,是一种采用逐步后退和根向预备两种原理的混合技术。其髓腔预备概括为 3 个步骤:①开髓:指牙冠表面到根管口这段距离的预备;②根管中上段敞开:指从根管口至根管中、尖 1/3 交界处或至根管弯曲处的预备;③根尖 1/3 段预备。逐步深入技术的基本步骤如下:

1. 根管中上段敞开 疏通根管中上段后(图 5-21A),用 15~25 号 H 锉伸入根管至遇到阻力处(16mm 左右),行提拉动作扩大根管,然后换 1、2 或 3 号 G 钻进一步敞开(14mm 或 12mm 左右)。用 G 钻时只能轻轻向下加力,且做提拉运动时要远离根分叉方向,即向弯曲外侧壁用力(图 5-21B)。可用 K 锉代替 H 锉,也可用镍钛开口锉代替 G 钻(图 5-22)。

2. 确定工作长度 根管疏通后确定工作长度(方法同前)。

3. 根尖 1/3 段预备 包括根尖预备(图 5-21C)和逐步后退(图 5-21D)。根尖 1/3 段预备和最后的根管壁的修整,类似逐步后退技术。

该技术在根尖 1/3 段预备之前,已将根管中上段敞开,形成直线通路,相对逐步后退技术有许多优点:①增加了根管口的视野,使器械易于进入根管;②去除了大量存在于根管中上段的微生物,减少将其带入根尖区的可能性;③减小了根管的弯曲度,有利于防止并发症的产生;④便于根管冲洗的进行,并可较多地存留根管冲洗液;⑤使测量的工作长度更加准确;⑥增加根尖区预备的手感。 临床病例见图 5-23。

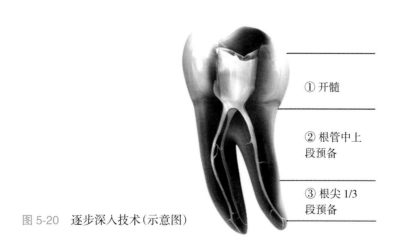

① 开髓

② 根管中上段预备

③ 根尖 1/3 段预备

图 5-20　逐步深入技术(示意图)

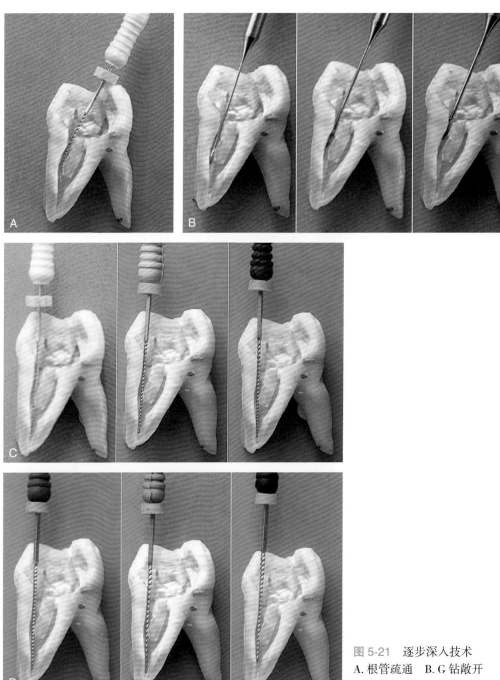

图 5-21 逐步深入技术
A.根管疏通　B.G 钻敞开
C.根尖预备　D.逐步后退

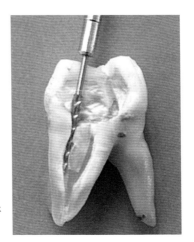

图 5-22 开口锉敞开
根管中上段

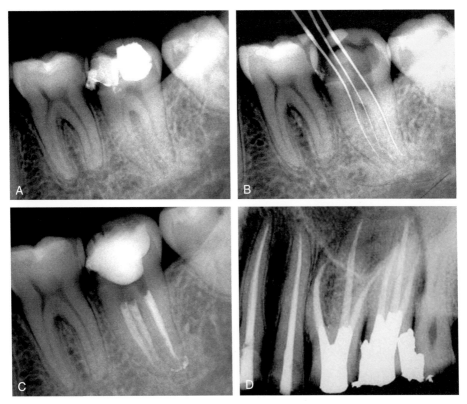

图 5-23 逐步深入技术临床病例
A. 下颌磨牙术前 X 线片　B. 根管中上段敞开后确定工作长度　C. 根充　D. 上颌磨牙病例

四、机用镍钛器械预备技术

机用镍钛器械与手用不锈钢器械相比的主要优点有：①可提高根管预备的效率和减少术者的疲劳；②具有超弹性和极佳柔韧性，在弯曲根管预备中可减少偏移和台阶的形成；③预备后的根管更为洁净；④更易预备出有利于根管冲洗和充填的形态；⑤可提高临床疗效。

（一）使用基本原则

机用镍钛根管器械的种类繁多且更新速度较快，但大多数使用的基本原则相似。

1. 驱动装置　机用镍钛器械通常需要与能控制扭力、转速以及旋转模式的马达配合使用。有些根测根扩一体机在根扩的同时可进行根测，当锉尖到达根尖标志线时可自动反转、退出，避免破坏根尖狭窄（图 5-24）。

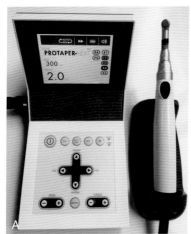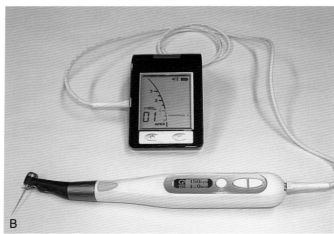

图 5-24　扭力控制马达
A. 可往复运动的马达　B. 根测根扩一体机

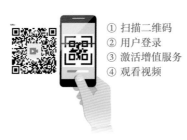

① 扫描二维码
② 用户登录
③ 激活增值服务
④ 观看视频

视频 12　自动反转退出

2. 预备技术　虽然不同设计的镍钛器械被推荐使用不同的预备技术,如 ProFile、K3、K3XF、TF 等采用根向预备技术,ProTaper、ProTaper Next、Mtwo、M3 等采用单一长度技术(single length technique),而 WaveOne、Reciproc、M3-L 等采用单支锉技术,但可以交叉或混合应用。

3. 根管预敞　在使用机用镍钛器械之前,一定要用不锈钢锉疏通根管,最好预敞至 20 号。小号小锥度的机用镍钛通道锉在预敞根管、建立平滑通路方面效果较好,如 PathFile、HyFlex GPF、国产安全通道锉等(图 5-25)。

4. 操作手法　根管入口的预备可采用刷的方式,即锉退出时要向远离根分叉方向用力,以利于去除牙本质领,建立直线通路。根尖区可采用啄的方式预备,推荐 1mm 深入法,即短距离上下移动,每次深入不超过 1mm,切削 3 次退出,冲洗并回锉。

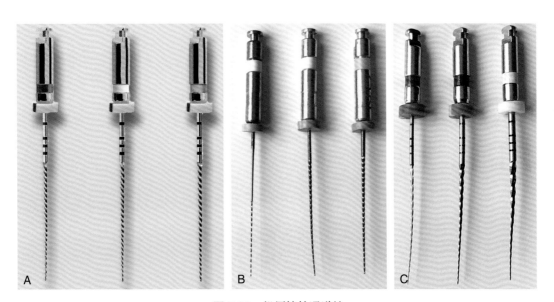

图 5-25　机用镍钛通道锉
A. PathFile(13/0.02、16/0.02、19/0.02)　B. HyFlex GPF(15/0.01、15/0.02、20/0.02)　C. 安全通道锉(10/ 变锥、13/ 变锥、16/ 变锥)

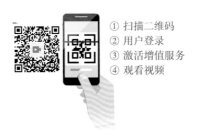

① 扫描二维码
② 用户登录
③ 激活增值服务
④ 观看视频

视频 13　操作手法

5. 使用次数 一般建议预备 3~5 颗患牙后即抛弃。使用前后均要仔细检查器械,发现变形即丢弃。根管重度弯曲时,要用新器械且一次性使用。

(二) ProFile

1. 组成及特点 目前有以下 4 种不同类别:

(1) 根管口成形器(orifice shaper,OS):锥度为 0.05~0.08,尖端直径为 20~80 号,共 6 支。柄部有三个色环,主要用于冠部的预备。

(2) ProFile 0.06 :锥度为 0.06,15~40 号,共 6 支。柄部有 2 个色环,主要用于根管中部的预备,在轻度弯曲或较粗的根管亦可预备根尖部。

(3) ProFile 0.04 :锥度为 0.04,15~90 号,共 9 支。柄部有一个色环,主要用于根尖部的预备。

(4) 新添加的 ProFile 0.02 :锥度为 0.02,共 6 支,也主要用于根尖部的预备。

ProFile 刃部横断面为 3 个对称的 U 形凹槽,该凹槽有利于移除根管内的牙本质碎屑;切缘以 3 个辐射状平坦区接触根管壁,可防止器械嵌入根管壁;尖端圆钝无切削力,具有引导作用(图 5-26)。

2. 操作步骤 推荐使用根向预备技术,即采用先大号逐渐小号器械向根尖方向预备的方式来完成根管预备,基本操作步骤见图 5-27。

(1) 根管入口疏通:根据 X 线片粗估工作长度,用 10 号、15 号 K 锉疏通根管至距粗估工作长度 3~4mm 处,再用 20 号 K 锉或 H 锉扩大根管上部。

(2) 根管入口预备:顺序使用 3 号、2 号的 OS 器械预备根管冠部,然后使用 25/0.06、

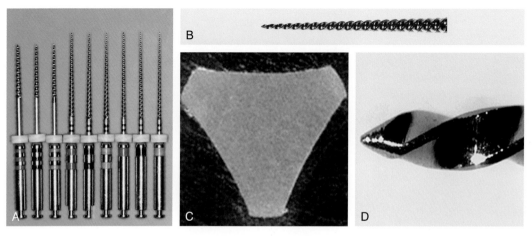

图 5-26 ProFile
A.基础套装 B.刃部 C.横断面 D.尖端

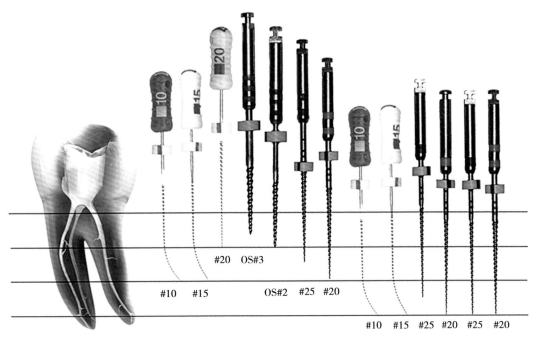

图 5-27　ProFile 基本操作步骤

20/0.06 器械预备根管中部,至距粗估工作长度 3~4mm 处。

（3）确定工作长度:用 10 号、15 号 K 锉疏通根管至根尖狭窄处,确定精确工作长度。

（4）根尖区预备:用 25/0.04、20/0.04 器械向下预备至工作长度。可再由小号器械逐渐扩大到主尖锉,均要达到工作长度。

（5）根管壁修整:最后使用 20/0.06 器械修整根管壁。

ProFile 临床病例见图 5-28。

（三）ProTaper 和 ProTaper Next

1. 组成及特点　ProTaper 包括 3 支成形锉 SX、S1、S2,及 3 支完成锉 F1、F2、F3。

（1）成形锉:SX 柄上无色环,尖端直径为 0.19mm,主要用于根管口的敞开（也称为开口锉）;S1 和 S2 柄上分别有紫色环和白色环,尖端直径分别为 0.18 和 0.20mm,主要用于根管中上段的成形,也可初步预备根尖。

（2）完成锉:F1、F2、F3 柄上分别有黄、红、蓝色环,尖端直径分别为 0.20mm、0.25mm、0.30mm,尖段 3mm 锥度分别为 0.07、0.08 和 0.09,主要用于根尖区的预备。

ProTaper 的刃部特点为多样变化的大锥度设计,使刃部弹性增加,减少了操作步骤,成形效果好。横断面为凸三角形,切削效率较高。成形锉具有部分切割能力的引导性尖端,增加了切削效率;完成锉尖端大锥度设计,使根尖区得以较好的清理（图 5-29）。

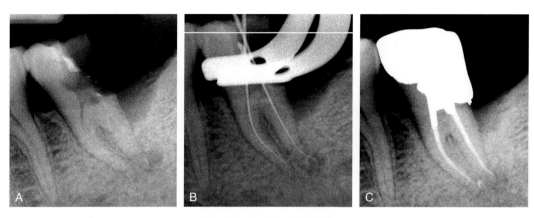

图 5-28 ProFile 临床病例
A.术前 X 线片 B.确定工作长度 C.根充

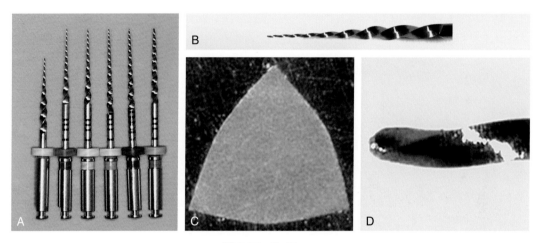

图 5-29 ProTaper
A.基础套装 B.刃部 C.横断面 D.尖端

2. 操作步骤 推荐使用单一长度技术,即除了开口锉外每根器械均要以达到工作长度的方式来完成根管预备,基本操作步骤见图 5-30。

(1) 根管入口疏通:根据 X 线片粗估工作长度,用 10 号、15 号 K 锉疏通根管至距粗估长度 3~4mm 处。

(2) 根管入口预备:用 S1、SX 敞开根管中上段(也可以只用其中 1 支),距粗估工作长度 3~4mm 处,SX 进入的深度不得超过 S1。

(3) 确定工作长度:用 10 号、15 号 K 锉疏通根管至根尖狭窄,确定精确工作长度。对于细小弯曲根管,在 10 号 K 锉确定精确工作长度后,推荐使用镍钛通道锉预敞至 20 号(图 5-31 所示为改良操作步骤)。

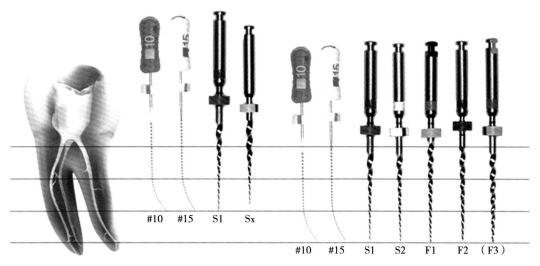

#10　#15　S1　Sx

#10　#15　S1　S2　F1　F2　（F3）

图 5-30　ProTaper 基本操作步骤

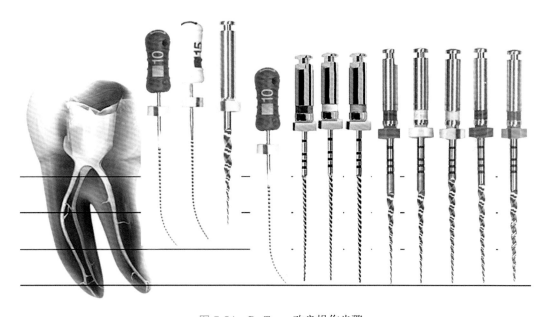

图 5-31　ProTaper 改良操作步骤

（4）根尖区初步预备：用 S1、S2 依次达到工作长度，进行根尖区初步预备。

（5）根尖区预备完成：依次用 F1、F2 或 F3 到达工作长度，当锉尖有牙本质碎屑或阻力较大时完成预备。根管越粗用的锉越多。ProTaper 临床病例见图 5-32。

此外，ProTaper 器械还有几种改进版。ProTaper Universal 的尖端改为无切割能力的引导性尖端，增加了 40 号和 50 号的 F4 和 F5 锉，F3、F4 和 F5 锉的横断面为凹三角形（图 5-33）；ProTaper Gold 则在后者的基础上改为 Gold 材质，锉更加柔软和安全。手用

ProTaper Universal 安装了橡胶手柄,预备方法为顺时针旋转 30°~60°,切削牙本质,逆时针旋转 30°~60° 后退出器械;其基本操作步骤见图 5-34。

ProTaper Next 也是 ProTaper 的改良版之一,其特点包括:变锥设计、M 丝制作及矩形横断面偏心设计,并减少了锉的支数。这种设计使锉在根管内犹如“蛇形运动”,可降低锉刃与根管壁之间的压力和旋转嵌入,可增加锉的柔韧性和排除碎屑的能力(图 5-35)。操作步骤与 ProTaper 相似。

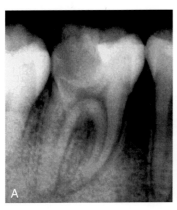 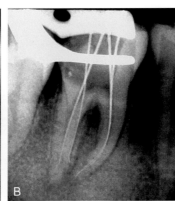 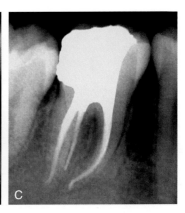

图 5-32 ProTaper 临床病例
A. 术前 X 线片　B. 确定工作长度　C. 根充

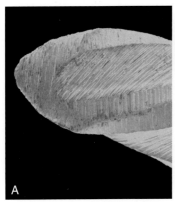 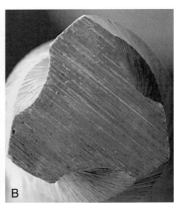 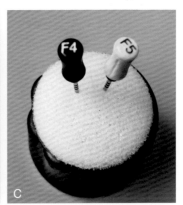

图 5-33 ProTaper Universal 放大图和实物图
A. 尖端　B. 横断面　C. F4 和 F5

TF 采用拧制、R 相丝和表面涂层技术,不仅柔韧性明显提高,而且受到较大扭力时会发生螺纹松解,使其安全性也得到提高。TF 刃部的横断面为三角形,切削效率较高,尖端为无切割能力的引导性尖端(图 5-41)。

2. 操作步骤 TF 推荐使用根向预备技术,基本操作步骤见图 5-42。

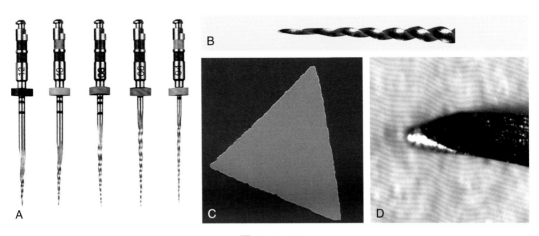

图 5-41 TF
A. 常用 TF B. 刃部 C. 横断面 D. 尖端

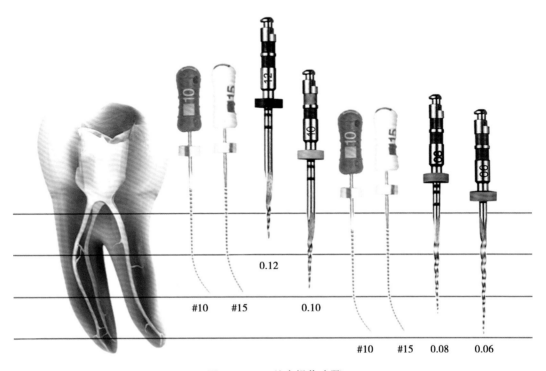

图 5-42 TF 基本操作步骤

（1）根管入口疏通：根据 X 线片粗估工作长度，用 10 号、15 号 K 锉疏通根管至距粗估长度 3~4mm 处。

（2）根管入口预备：顺序使用 0.12、0.10 锥度器械向下预备根管至距粗估工作长度 3~4mm 处。

（3）确定工作长度：用 10 号、15 号或 20 号 K 锉疏通根管至根尖狭窄处，确定精确工作长度。

（4）根尖区预备：依次用 0.08、0.06 或 0.04 锥度器械向下预备至工作长度，完成预备。

3. TFA　是在 TF 基础上的改进产品，分为细小根管套装（SM）：柄上有 1 个环，颜色为绿、黄、红，型号分别是 20/0.04、25/0.06、35/0.04；粗大根管套装（ML）：柄上有 2 个环，颜色也为绿、黄、红，型号分别是 25/0.08、35/0.06、50/0.04（图 5-43A）。厂家还配套推出了自适应往复运动马达，即不受力时 600° 正转，0° 反转；受力时 370° 正转，50° 反转，使锉的安全性得到提高（图 5-43B）。TFA 基本操作步骤见图 5-44。

（七）WaveOne 和 Reciproc

WaveOne 和 Reciproc 有很多相似之处，其特点包括采用 M 丝制作、往复运动、单支锉成形技术以及单次使用理念。M 丝制作使其柔韧性明显增加，往复运动可降低疲劳折断的概率。单只锉成形技术提高了工作效率，单个患者使用可避免交叉感染。

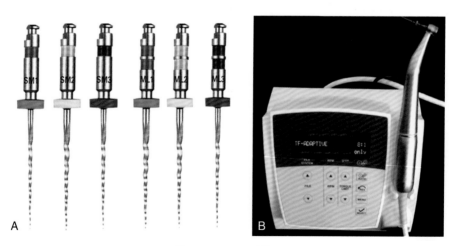

图 5-43　TFA 系统
A. TFA 套装　B. 自适应往复运动马达

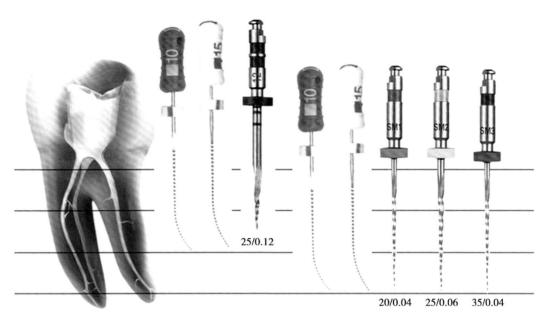

25/0.12

20/0.04　25/0.06　35/0.04

图 5-44　TFA 基本操作步骤

1. 组成及特点

（1）WaveOne：由 3 支锉组成，分别为小锉、主锉和大锉，尖端直径为 0.21mm、0.25mm 和 0.40mm，刃部 3mm 的锥度为 0.06、0.08 和 0.08，随后锥度逐渐变小。WaveOne 为反向螺纹设计，其横断面为 2 种明显不同的形态，刃部前 8mm 为变形的凸三角形，后 8mm 为凸三角形；尖端为无切割能力的引导性尖端。

（2）Reciproc：由 3 支锉组成，分别为 R25、R40 和 R50，尖端直径为 0.25mm、0.40mm 和 0.50mm，刃部 3mm 的锥度为 0.08、0.06 和 0.05，随后锥度逐渐变小。Reciproc 为反向螺纹设计，横断面为具有 2 个切刃的斜体 S 形，尖端为无切割能力的引导性尖端。

WaveOne Gold 是 WaveOne 的替代产品，由 4 支锉组成，分别为小锉、主锉、中锉和大锉，尖端直径为 0.20mm、0.25mm、0.35mm 和 0.45mm，刃部 3mm 的锥度为 0.07、0.07、0.06 和 0.05。WaveOne Gold 为 Gold 材质，平行四边形横断面，锉更加柔软和安全，且覆盖更广泛。Reciproc Blue 是 Reciproc 的替代产品，它改用 Blue 材质，使锉的柔韧性和安全性得到提升（图 5-45）。

2. 操作步骤　推荐采用单支锉成形技术，基本操作步骤见图 5-46，且需要带有往复运动的马达（图 5-24）。

（1）根管入口疏通：根据 X 线片粗估工作长度，用 10 号、15 号 K 锉疏通根管至距粗估长度 3~4mm 处。

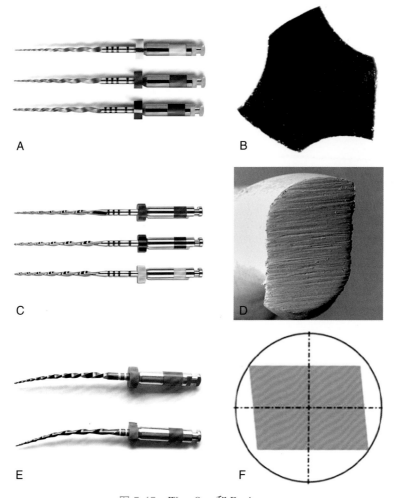

图 5-45　WaveOne 和 Reciproc

A. WaveOne　B. WaveOne 横断面　C. Reciproc　D. Reciproc 横断面　E. 替
代产品（上：WaveOne Gold；下：Reciproc Blue）　F. WaveOne Gold 横断面

（2）根管入口预备：可用各种开口锉、主锉或 R25 预备根管入口至距粗估工作长度
3~4mm 处。

（3）锉型号的选择：用 K 锉探查根尖，若 10 号 K 锉很难通过狭窄处，则选择小锉或
R25；若 10 号或 15 号 K 锉可通过狭窄处，则选择主锉或 R25；若 20 号 K 锉容易通过狭窄处，
则选择大锉或 R40；若 30 号 K 锉容易通过狭窄处，则选择 R50。

（4）确定工作长度：用 10 号 K 锉疏通根管至根尖狭窄处，确定精确工作长度；再用通
道锉如 PathFile 至根尖狭窄处，建立平滑通路。

（5）根尖区预备：用所选择的型号如主锉或 R25 预备至工作长度，完成预备。若所选
择的锉进出根尖区很轻松，则选用大一号锉继续预备，直到合适为止。

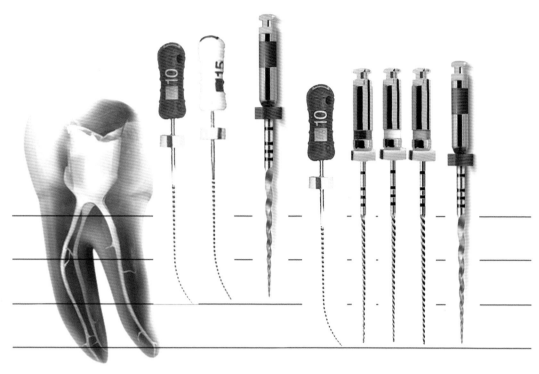

图 5-46　单支锉成形基本操作步骤

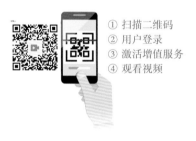

① 扫描二维码
② 用户登录
③ 激活增值服务
④ 观看视频

视频 14　单支锉手法

（八）HyFlex CM 和 HyFlex EDM

　　HyFlex CM 采用 CM 丝制作,其特点包括:高温消毒后可使变形或松解的螺纹恢复到原来的形状即记忆功能,无弹性使之更加柔软且可以预弯,中心定位能力和抗折断能力明显提高。HyFlex EDM 采用先进的电火花蚀刻工艺制作,除了保留 HyFlex CM 的特点外,高强度的粗糙表面使其切削能力增强、抗折断能力明显提高(图 5-47)。

　　HyFlex 系统包括开口锉、通道锉、成形锉、完成锉及变锥的单支成形锉,可根据需要搭配使用。推荐使用根向预备技术,直根管简化操作步骤见图 5-47C。

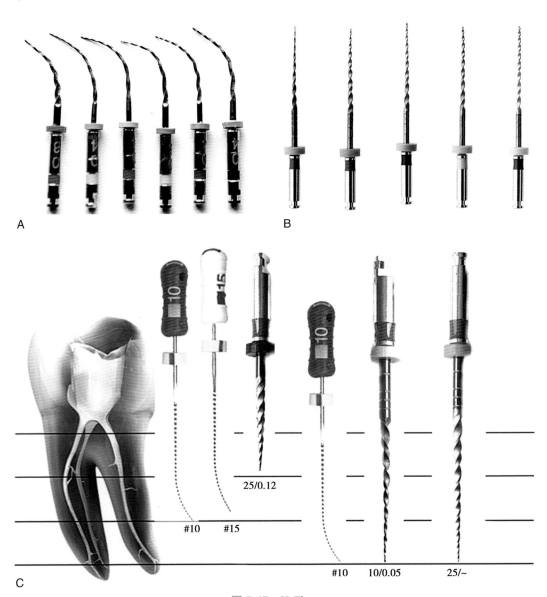

图 5-47　HyFlex

A. 常用的 HyFlex CM　B. 常用的 HyFlex EDM　C. 简化操作步骤

（九）国产镍钛器械

　　近年来国产镍钛根管器械得到了很好的发展,种类繁多,且基本上采用了类似 CM 丝的柔软材质制作,质量和抗折断性能不断提高,如 M3、F3、S3、E3、i3 和风度等。M3 系列应用较为广泛,简介如下:

　　1. 组成及特点

　　（1）M3 经典款套装:由 17/0.08（开口锉）、20/0.02（通道锉）、20/0.04、25/0.04 和 30/0.04

共 5 支锉组成,采用类似 CM 丝的柔软材质制作,以 0.04 锥度为主,可用于微创和细小弯曲根管的预备。

(2) M3-Pro 经典款套装:由 17/0.08(开口锉)、20/0.02(通道锉)、20/0.04、25/0.04、25/0.06 和 35/0.04 共 6 支锉组成,也采用了类似 CM 丝的柔软材质制作,含有 0.06 锥度和 35 号锉,用于普通根管的预备(图 5-48)。

(3) M3-L 铂金版:采用工作刃纵切设计和特殊处理的 L 丝制作,使其切削力增强、柔韧性提高、排屑力增加,并减少了器械的螺旋嵌入和折断的发生,而且可以单支锉成形。M3-L 铂金版共 7 支锉,分为 3 个套装:常规根管套装由 20/0.07、25/0.065 和 35/0.06 共 3 支锉组成;粗大根管套装由 45/0.05 和 55/0.04 两支锉组成,且柄上有 2 个色环;弯曲根管套装由 25/0.04 和 30/0.04 两支锉组成,且材质也更柔软(图 5-49)。

2. 操作步骤　M3 和 M3-Pro 推荐使用单一长度技术,基本操作步骤见图 5-50。

1) 根管入口疏通:根据 X 线片粗估工作长度,用 10 号、15 号 K 锉疏通根管中上段。

2) 根管入口预备:用开口锉敞开根管口或根管中上段。

3) 确定工作长度:用 10 号(或 15 号)K 锉疏通根管至根尖狭窄处,确定精确工作长度;再用 20/0.02 通道锉至根尖狭窄处,建立平滑通路。

4) 根尖区预备:顺序使用 20/0.04、25/0.04、25/0.06 或 35/0.04,每根器械均预备至工作长度,完成预备。临床病例见图 5-51。

M3-L 铂金版可以用作单支锉成形,基本操作步骤见图 5-52,临床病例见图 5-53。

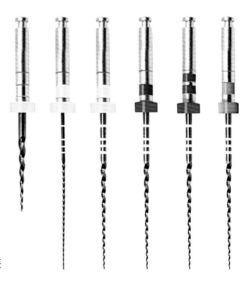

图 5-48　M3-Pro 经典款套装

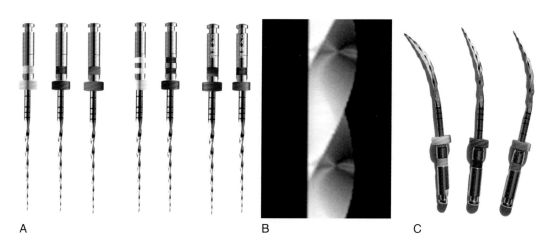

A   B   C

图 5-49   M3-L
A. M3-L 套装   B. 纵切示意图   C. M3-L 纵切面观

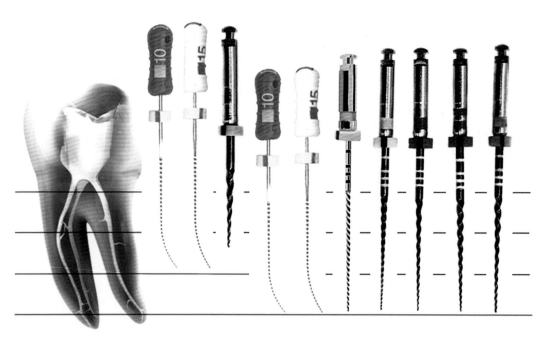

图 5-50   M3-Pro 基本操作步骤

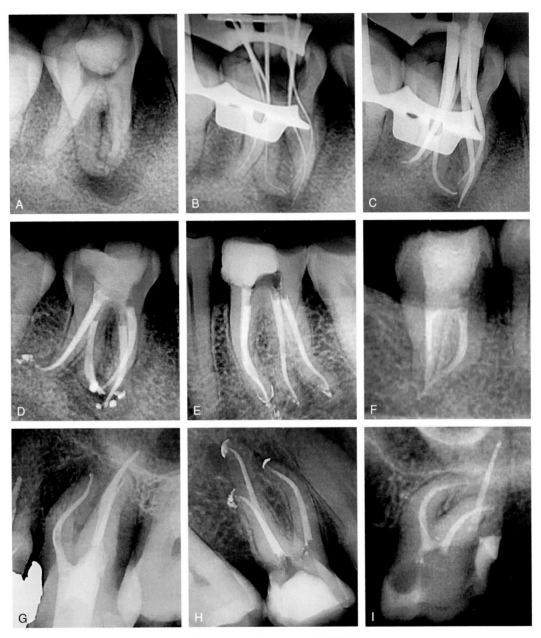

图 5-51 M3 和 M3-Pro 临床病例
A. 术前 X 线片 B. 插锉 X 线片示 5 个根管 C. 试尖 D. 根充 E~I. 其他病例

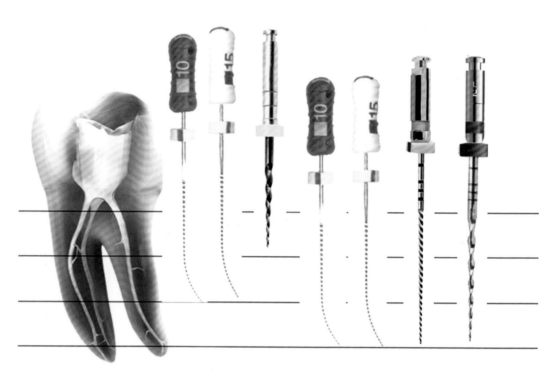

图 5-52　M3-L 铂金版基本操作步骤

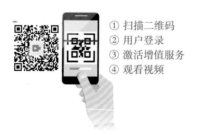

① 扫描二维码
② 用户登录
③ 激活增值服务
④ 观看视频

视频 15　M3-L 铂金版

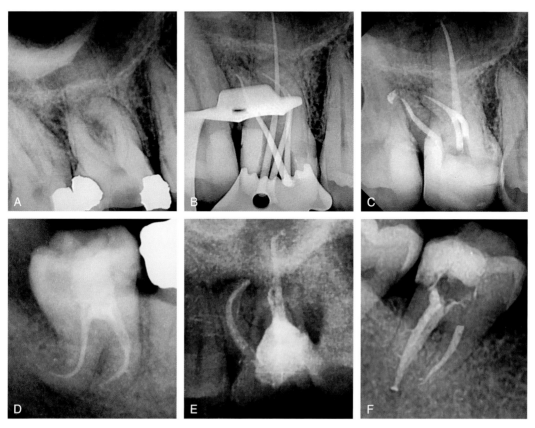

图 5-53　M3-L 铂金版临床病例
A. 术前 X 线片　B. 试尖　C. 根充　D~F. 其他病例

（彭 彬 尼 娜）

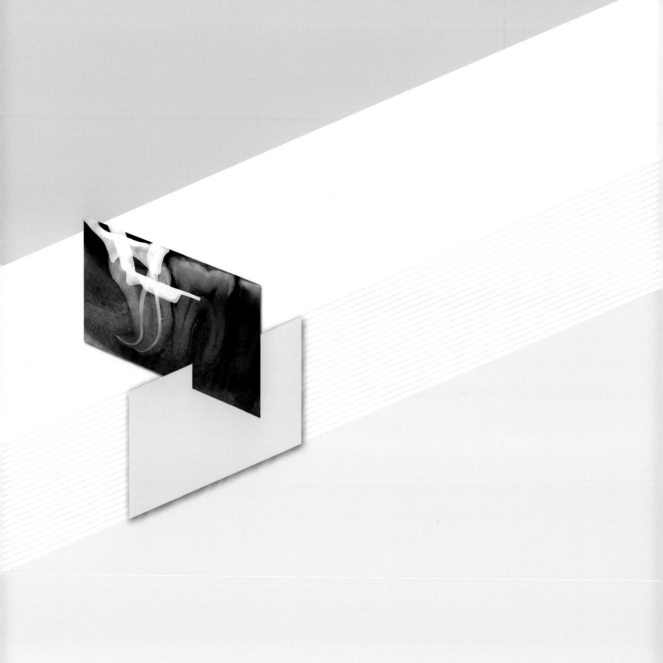

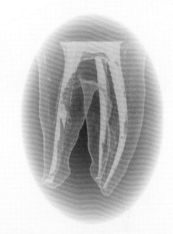

第六章

根管冲洗和根管封药

　　根管冲洗对根管系统的清理和消毒起着重要作用,是根管预备不可分割的部分。经机械预备和冲洗后,根管内残存的微生物则由根管封药来杀灭。研究显示,经过机械预备、次氯酸钠冲洗和氢氧化钙封药后,根管内感染的控制明显提高,X线片示随访病例中根尖愈合者超过90%。

一、根管冲洗

机械预备不能够完全清理整个根管系统(图6-1)。因此,根管预备过程中需要对根管进行反复冲洗,以达到杀灭微生物、清除牙本质碎屑、溶解残余牙髓组织、润滑管壁和去除玷污层的目的。

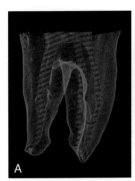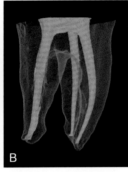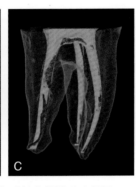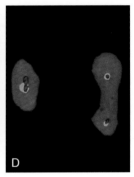

图 6-1　镍钛器械预备后仍有根管壁未触及
A. 预备前　B. 预备后　C. 重叠图像　D. 重叠后断面

(一)冲洗剂种类

1. 次氯酸钠　次氯酸钠溶液是目前最常用的根管冲洗剂,可起到杀菌、清理根管、溶解残髓、润滑根管壁等作用。通常使用次氯酸钠溶液的浓度范围为0.5%~5.25%,浓度越高,其抗菌和溶解能力越强,但对组织的刺激性也越大。因此建议低浓度(约1%)大量冲洗,并通过延长作用时间来弥补浓度的不足。应用次氯酸钠溶液冲洗时必须使用橡皮障,防止次氯酸钠溶液流入患者口腔而对黏膜造成刺激(图6-2)。

临床上也可通过超声活化或升高温度来提高次氯酸钠溶液的组织溶解能力,如可提前加热或使用携热器在注满次氯酸钠溶液的根管内短时间加热。当器械预备到达根尖狭窄处时,冲洗频率应增加。提高根尖部冲洗效果的关键是在每次冲洗前应用初尖锉回锉、通畅根管,并大量反复冲洗。

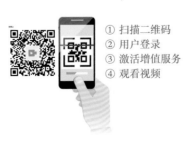

① 扫描二维码
② 用户登录
③ 激活增值服务
④ 观看视频

视频 16　冲洗回锉

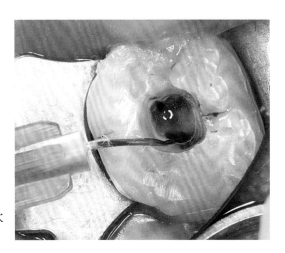

图 6-2　橡皮障隔湿下用次氯酸钠溶液进行根管冲洗

2. 乙二胺四乙酸　螯合剂乙二胺四乙酸（EDTA）通常为浓度 17% 的溶液和凝胶制品，可润滑根管壁、去除玷污层，并使钙化的阻塞物易于去除。但它没有抗菌性，不能溶解坏死组织。

EDTA 与次氯酸钠联合应用时能够去除玷污层，并且有助于次氯酸钠穿透到更深层的感染牙本质小管内而发挥其作用。由于 EDTA 会使次氯酸钠丧失活性，因此两者应交替使用，避免在根管内混合。推荐在整个根管预备中用低浓度次氯酸钠溶液反复冲洗后，进行根管干燥，再用 EDTA 冲洗或在主尖锉刃部蘸 EDTA 凝胶完成根管预备（图 6-3），最后用低浓度次氯酸钠溶液进行冲洗。

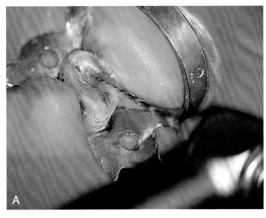
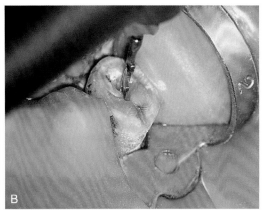

图 6-3　使用 EDTA 凝胶
A. 主尖锉预备时蘸 EDTA 凝胶　B. 完成根管预备

3. 氯己定 商品名为洗必泰,作为根管冲洗剂的常用浓度为0.12%~2%。氯己定具有广谱抗菌性和抗真菌作用,能有效杀灭粪肠球菌和白色念珠菌,因此在根管再治疗时,可以考虑使用氯己定作为终末冲洗剂。

需要注意的是,氯己定与其他冲洗剂混合后会发生化学反应,产生有害物质或影响冲洗效果。如氯己定和次氯酸钠混合后会产生红色沉淀物——氯苯胺,后者具有细胞毒性;氯己定与EDTA接触会产生乳白色沉淀物,影响根管的清理效果。为了防止形成沉淀,临床使用氯己定时应避免与次氯酸钠、EDTA或氢氧化钙接触(图6-4)。

4. 过氧化氢 3%的过氧化氢发泡能力强,可杀灭根管内厌氧菌和冲走大量疏松的碎屑。过氧化氢遇组织或次氯酸钠所产生的气泡氧可在根管下段形成"气栓",影响冲洗液进入根管下段,降低冲洗效果(图6-5)。因此,过氧化氢溶液与次氯酸钠溶液交替冲洗时,建议在使用过氧化氢后要干燥根管以消除气泡,且最后的冲洗液为次氯酸钠。

5. 生理盐水 生理盐水作为冲洗剂可去除根管内的碎屑,但缺乏抗菌消毒作用,不推荐在感染根管内单独应用。

① 扫描二维码
② 用户登录
③ 激活增值服务
④ 观看视频

① 扫描二维码
② 用户登录
③ 激活增值服务
④ 观看视频

视频17 氯己定化学反应

视频18 气栓

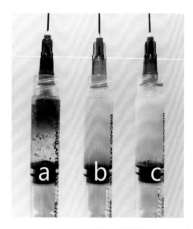

图6-4 氯己定与其他制剂的化学反应
a. 与次氯酸钠;b. 与EDTA;c. 与氢氧化钙

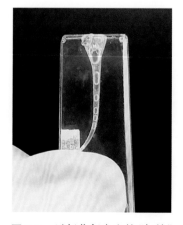

图6-5 过氧化氢产生的"气栓"

（二）冲洗方法

1. 注射器冲洗　注射器冲洗是临床上常用的冲洗方法。将 5mL 的一次性注射器配以 27# 或 30# 注射针头使用，针头弯曲成钝角以便于进入根管（图 6-6）。使用侧方开口的专用冲洗针头可使冲洗液接触更多的根管壁，冲洗效果更佳且更安全（图 6-7）。冲洗针头的有效作用范围约为针尖前 1~1.5mm，冲洗的效果与冲洗液的量和冲洗速度成正比。因此在选择冲洗针头时，要尽可能使针头达到根尖区（图 6-8）。

冲洗时针头松松地插入根管内，上下提拉进行冲洗，切忌将针头卡紧并加压注入，以防影响冲洗液回流以及将根管内残留物质和冲洗液推出根尖孔。吸唾器与冲洗同时使用，以防冲洗液外漏；同时观察根管内的回流液，以判断根管是否冲洗干净（图 6-9）。

2. 超声冲洗　超声治疗仪（图 6-10）通过超声的高频振荡诱导产生声流效应、空穴效应和热效应，可有效活化根管冲洗液，提高冲洗效果。根管超声冲洗较单独注射器冲洗更有效（图 6-11），并具有以下优点：①增强冲洗剂去除碎屑的能力；②促进冲洗剂溶解有机物和灭菌的能力；③改善狭窄和复杂根管的清理效果；④减少根尖推出物及由此引起的疼

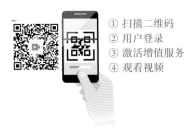

① 扫描二维码
② 用户登录
③ 激活增值服务
④ 观看视频

视频 19　注射器冲洗

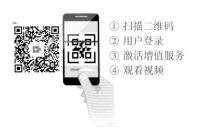

① 扫描二维码
② 用户登录
③ 激活增值服务
④ 观看视频

视频 20　超声冲洗

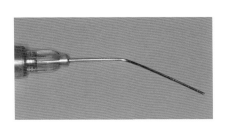

图 6-6　冲洗针头弯曲成钝角

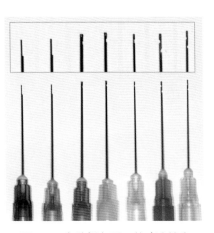

图 6-7　多种侧方开口的冲洗针头

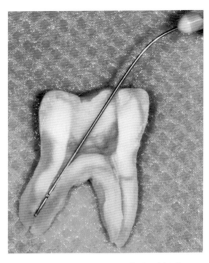

图 6-8　冲洗针头尽可能达到根尖区

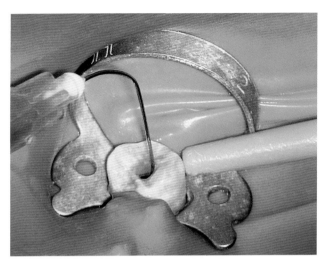

图 6-9　注射器冲洗配合使用吸唾器

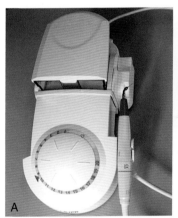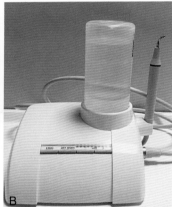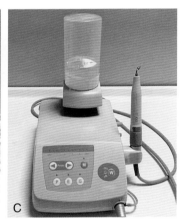

图 6-10　超声治疗仪
A. P5 XS（Satelec）　B. Mini Master（EMS）　C. Varios750（NSK）

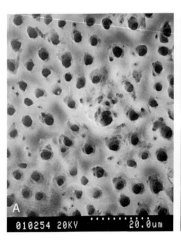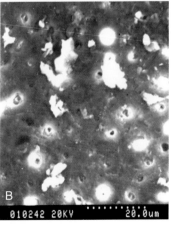

图 6-11　不同冲洗方法行根管冲洗后的效果
A. 超声冲洗后根管壁清洁　B. 注射器冲洗后根管壁有碎屑堆积

痛或肿胀。此外,超声冲洗也能使冲洗液到达根管锉不能到达的地方,如侧支根管、副根管和管间侧支。

　　临床上常在机械预备完成后进行超声冲洗,宜选用小号、富有弹性的镍钛工作尖,进入根管的深度短于工作长度 1~2mm。冲洗液可选用蒸馏水、0.5%~5% 的次氯酸钠溶液。次氯酸钠溶液的效果优于蒸馏水,高浓度的次氯酸钠溶液优于低浓度的次氯酸钠溶液。超声锉应该悬空置于根管内,在不贴根管壁的情况下上下移动(<1mm),避免锉尖接触根管壁而形成台阶。超声冲洗也可在根管内充盈次氯酸钠溶液后使用"dry work"模式,每次冲洗不超过 20 秒,每个根管冲洗 2 次。超声冲洗临床病例见图 6-12 和图 6-13。

　　3. 声波冲洗　近年来有许多声波冲洗装置上市,图 6-14 所示的是一款可直接与口腔科治疗椅连接使用的声波手机,可选用蒸馏水或次氯酸钠溶液进行根管冲洗,也有较好的效果。

图 6-12　超声冲洗后侧支根管充填病例
A. 次氯酸钠溶液超声冲洗后根充
B. 术后 2 年复查　C~E. 其他侧支根管充填

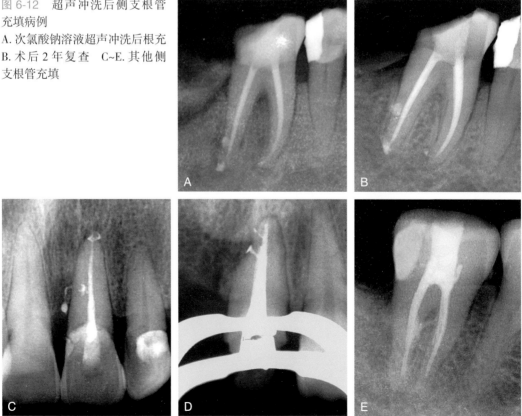

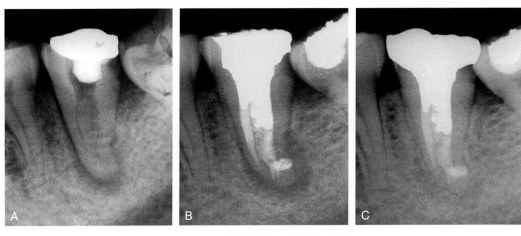

图 6-13　超声冲洗 C 形根管病例
A. 术前 C 形根管　B. 次氯酸钠溶液超声冲洗后根充　C. 术后 1 年复查，根尖暗影消失

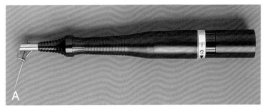

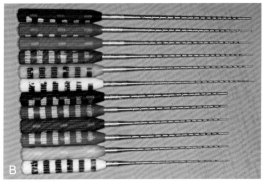

图 6-14　声波冲洗装置
A. 声波手机　B. 鼠尾形锉

4. 其他方法　包括手动活化技术、清理锉法和激光冲洗等，可根据情况选用。手动活化技术是选择与主尖锉相匹配的牙胶尖，尖端剪去 1~2mm 后插入充盈冲洗液的根管内行上下提拉，使根管内冲洗液流动并充分接触根管壁，达到充分清理的效果。清理锉法是在根管机械预备完成后，将清理锉置于充盈冲洗液的根管内达工作长度后进行清理（图 6-15）。目前常用的激光冲洗是铒激光冲洗（PIPS、SWEEPS），它是利用光声流效应使脉冲能量活化根管内的冲洗液，气泡的产生和破裂引起流体运动，能有效去除根管内玷污层和碎屑，达到根管清洁和消毒的目的（图 6-16）。以上方法可辅助冲洗消毒根管，起到更好的根管杀菌作用。临床上应以次氯酸钠溶液冲洗为基础，根据不同病例的特点酌情选择以上方法。

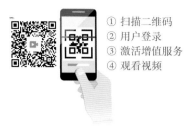

视频 21 手动活化技术

视频 22 清理锉法

视频 23 超声、激光冲洗比较

视频 24 激光冲洗

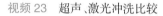

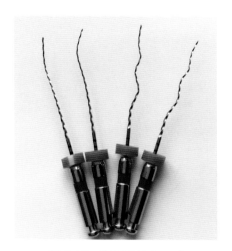

图 6-15 清理锉(M3-Max)

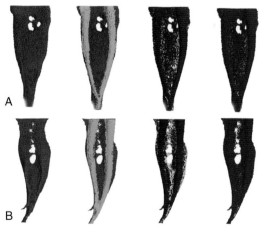

图 6-16 铒激光冲洗清理根管峡区的碎屑
A. PIPS B. SWEEPS 效果更好

二、根管封药

根管封药的目的是杀灭根管内残余微生物和清除毒素,并去除有机组织。它还可阻止微生物在根管系统清洁部位的再定植,阻止新的微生物经侧向交通和冠部入口侵入根管,阻止根管内残余细菌的繁殖,降低根尖周组织的炎症反应。

（一）封药指征

对于活髓病例,根管封药不是必需的。而对于感染根管,经机械预备和冲洗后约有50%的感染仍未被控制。因此,在约诊间期需用抗菌性药物进行根管内封药以杀灭残余的细菌并防止根管内再感染。

（二）药物种类

1. 氢氧化钙　氢氧化钙糊剂是临床上最常用的根管消毒药物,通常由氢氧化钙与生理盐水调拌而成。氢氧化钙糊剂的 pH 约为12.5,有杀灭感染根管内的微生物、中和酸性产物、降解残余的牙髓组织、促进骨形成的作用。氢氧化钙还有利于根尖牙乳头干细胞的生长,因此牙髓血运重建、根尖诱导病例中诊间封药可选用氢氧化钙糊剂或碘仿氢氧化钙糊剂。

临床上将氢氧化钙调成稠密的糊剂后,前牙可用不锈钢主尖锉将药物送入根管内达到根管工作长度,逆时针转动布满整个根管(图 6-17);后牙将糊剂置于髓腔后,则需选用柔韧性好的镍钛锉将糊剂导入根管达工作长度,逆时针转动布满根管。此外,为便于 X 线显影,氢氧化钙糊剂调制时也可加入少量碘仿(图 6-18)。成品氢氧化钙制剂通常含碘制剂或显影剂,使用时可注入根管中上段后,再用柔软的镍钛主尖锉手动布满根管(图 6-19)。

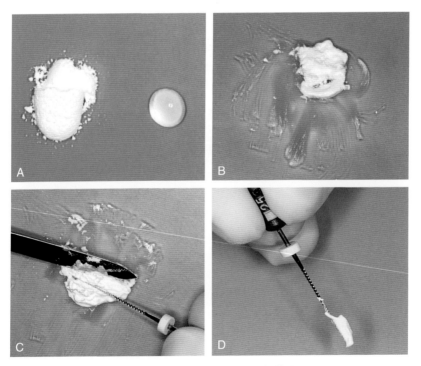

图 6-17　氢氧化钙糊剂调和与蘸取
A.氢氧化钙和生理盐水　B.调拌完成　C.调拌刀协助　D.蘸取氢氧化钙糊剂于锉上

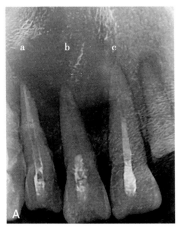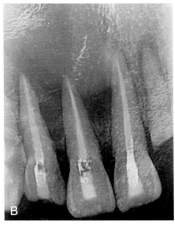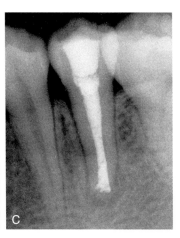

图 6-18　碘仿氢氧化钙糊剂 X 线显影

A. 碘仿氢氧化钙封药欠佳（a、b、c 分别示封药不密实、根管内无封药、封药未达到工作长度）　B、C. 理想的封药效果

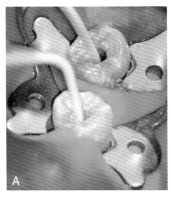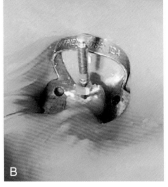

图 6-19　成品氢氧化钙制剂输送和导入

A. 成品氢氧化钙制剂注入根管中上段　B. 镍钛主尖锉手动布满根管

氢氧化钙封药时间通常为 1~4 周（图 6-20）；碘仿氢氧化钙糊剂的封药时间可以延长到数月。糊剂的去除可采用主尖锉配合注射器冲洗的方式完成，加用超声冲洗或清理锉去除的效果会更好。

2. 氯己定　氯己定抗菌作用强、抗菌谱广，常采用凝胶剂型。氯己定没有组织溶解性，不能清除玷污层，也不能中和细菌的脂多糖。无论作为根管冲洗剂或是根管封药，氯己定的根管内抗菌效果仍不能取代次氯酸钠溶液冲洗与氢氧化钙封药的效果。鉴于氯己定易发生化学反应形成沉淀的特性，临床使用氯己定时应格外注意。

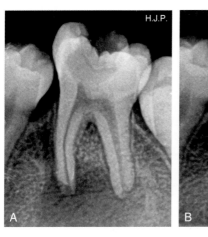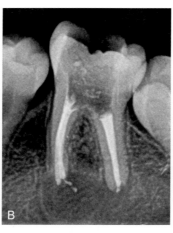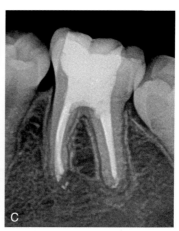

图 6-20　根管封氢氧化钙制剂病例
A. 术前根尖较大暗影　B. 根管封氢氧化钙制剂 1 个月暗影明显减小,根充　C. 术后 1 年复查

(三) 暂封

将消毒药物置入根管后,需将窝洞暂时封闭,以防止唾液、微生物和食物残渣进入髓腔。目前常用的暂封材料有氧化锌丁香酚粘固剂(zinc oxide-eugenol,ZOE)和成品的暂封材料,如 Caviton 和 Coltosol F 等,封药时间通常为 1~2 周。如封药超过 2 周以上,最好选用玻璃离子或树脂材料暂封窝洞。

暂封材料封闭的完整性取决于材料的强度、耐久性以及材料的边缘密封性。髓腔入口需设计有根向及冠向的固位形和抗力形,以防止材料脱落。通常情况下,根管内置入药物后,在髓室底放置一小棉球,然后将暂封材料分次压入窝洞,厚度至少 3~4mm;也可双层暂封,棉球上填入热牙胶,最后放置外层暂封材料(图 6-21)。牙胶和棉球有助于分离根管内药物和暂封材料,防止材料颗粒进入根管内。暂封材料可用超声洁牙工作尖或手机钻取出。

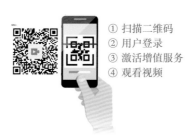

① 扫描二维码
② 用户登录
③ 激活增值服务
④ 观看视频

视频 25　暂封及取出

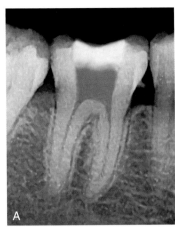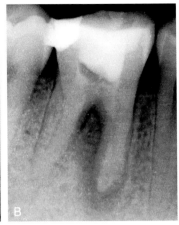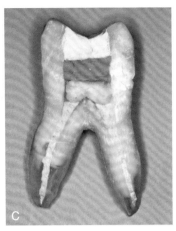

图 6-21　窝洞暂封

A. 暂封材料厚度不足　B. 理想的暂封材料厚度　C. ZOE 和牙胶双层暂封

对于后期需要行全瓷冠、瓷嵌体修复的患牙,根管治疗期间暂封不宜选用含丁香酚的材料,以免影响树脂水门汀对瓷修复体的粘接力。

（宋亚玲）

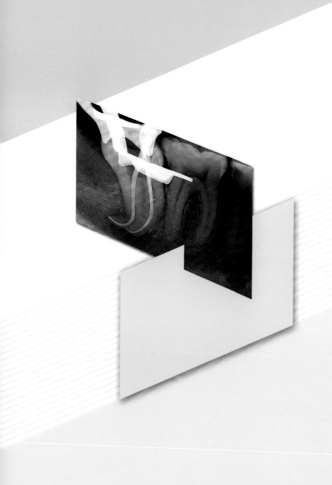

第七章

根管充填

　　根管充填的目的是将清理成形的根管进行严密的充填,消灭死腔,杜绝来自根尖及冠方的各种微渗漏,阻止外界细菌和污染物的渗入,防止再感染,从而创造一个有利于根尖愈合的良好的生物环境,促进根尖周组织的愈合与恢复(图 7-1)。

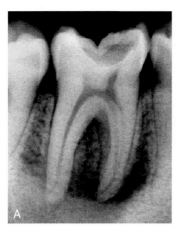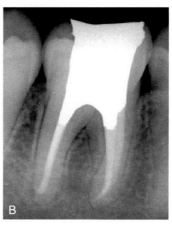

图 7-1　严密的根充可促进根尖周骨质修复
A. 术前根尖周暗影　B. 根充 1 年,根尖暗影消失

一、根管充填相关概念

　　1. 根管充填的时机　通常情况下,根管经过严格的预备和消毒,患牙无疼痛或其他不适,根管无异味、无渗出液,窦道完全闭合即可进行根管充填。但窦道的存在并不是不能进行根管充填的绝对指征。

　　2. 根管充填的止点　从生物学角度来讲,牙本质牙骨质界应该是根管充填的最佳止点。但由于牙本质牙骨质界存在明显变异,仅从 X 线影像特征来判断牙本质牙骨质界较为困难。目前认为,X 线片中距根尖 0.5~2mm 处是根管充填止点的最佳位置。

　　3. 根管充填的质控标准　完成根管充填后均需拍 X 线片来检查充填效果:①适充:根充材料距根尖 0.5~2mm,根管充填致密;②欠充:根充材料距根尖 2mm 以上或根管充填不致密;③超充:根充材料超出根尖。

二、根管充填常用器材

　　根管充填器械与材料是进行根管充填的必备条件,术者必须熟悉其性能和使用方法才能正确和有效地使用。

1. 牙胶尖 可分为标准尖和非标准尖。标准牙胶尖与标准根管锉的大小和锥度相同；非标准尖一般锥度较大，在侧方加压充填中可作为副尖使用，在垂直加压充填中可作为主尖使用。此外，还有一些与特殊镍钛器械相匹配的牙胶尖如 ProTaper 牙胶尖，可用于单尖充填或热牙胶充填(图 7-2)。

2. 根管封闭剂 根据主要成分和结构的不同，根管封闭剂分为以下 6 类：①氧化锌丁香油类，如 Pulp Canal Sealer；②氢氧化钙类，如 Sealapex；③玻璃离子类，如 Ketac-Endo；④硅酮类，如 RoekoSeal；⑤树脂类，如 AH Plus；⑥硅酸钙类，如 iRoot SP。目前应用较多的是树脂类和硅酸钙类封闭剂(图 7-3)。

3. 螺旋输送器 有机用和手用两种，可顺时针转动将根管封闭剂送入根管内，机用时要小心，以防折断(图 7-4)。

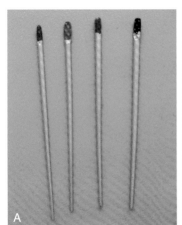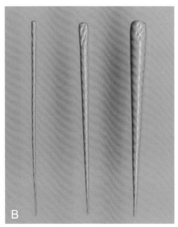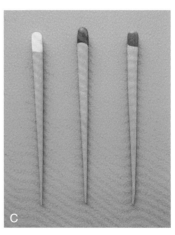

图 7-2 牙胶尖
A. 标准牙胶尖 B. 非标准牙胶尖 C. ProTaper 牙胶尖

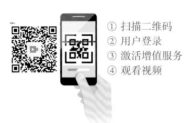

① 扫描二维码
② 用户登录
③ 激活增值服务
④ 观看视频

视频 26 AH Plus 调拌

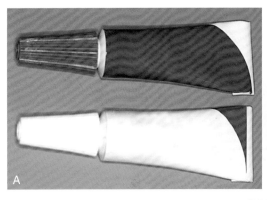 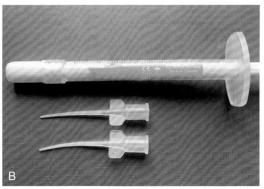

图 7-3　常用根管封闭剂
A. AH Plus　B. iRoot SP

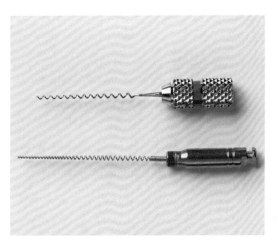 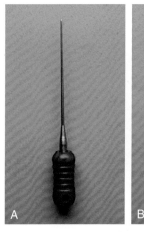

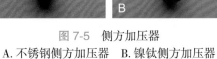

图 7-4　螺旋输送器　　　　　　图 7-5　侧方加压器
　　　　　　　　　　　　　　A. 不锈钢侧方加压器　B. 镍钛侧方加压器

　　4. 侧方加压器　其工作端为尖头,为 ISO 标准器械,有不锈钢和镍钛两种(图 7-5)。镍钛侧方加压器可插入弯曲根管更深的部位,但它受力后容易弯曲(图 7-6)。因此,将两种侧方加压器联合使用会得到最佳效果,即在根尖部分用镍钛侧方加压器,在敞开较粗直部分用不锈钢侧方加压器。

　　5. 垂直加压器　为平钝的工作头(图 7-7),市场上有多种型号的长柄垂直加压器,如 Buchanan 加压器,一端为不锈钢材质,另一端为镍钛材质(图 7-8);而 Machtou 加压器的工作头一端为加压器,另一端为携热器(图 7-9)。

　　6. Touch'n Heat 电携热器　该电携热器由热源、配套手机和携热头组成(图 7-10)。携热头内部加热,热量集中于器械尖端,主要用于热牙胶垂直加压充填。

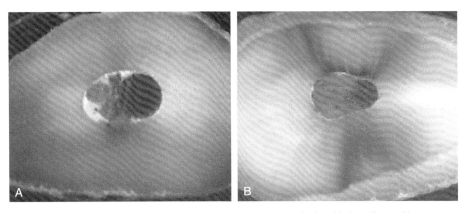

图 7-6 不锈钢侧方加压器和镍钛侧方加压器在弯曲根管中的效果比较
A. 不锈钢侧方加压器 B. 镍钛侧方加压器

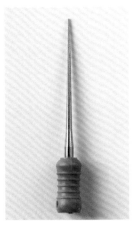

图 7-7 垂直加压器工作
头平钝

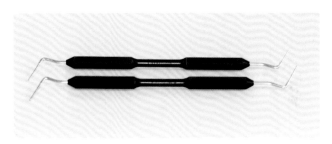

图 7-8 Buchanan 垂直加压器

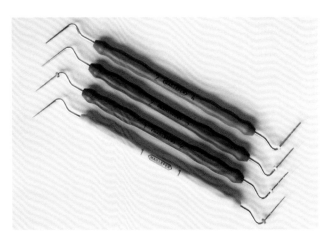

图 7-9 Machtou 垂直加压器

7. System B 系统　该系统由 Buchanan 在 Touch'n Heat 电携热器的基础上发展而成（图 7-11）。它可设定温度，加热迅速；当停止加热，工作头会迅速冷却。其平钝、有锥度的热压头可同时进行加热和加压，可用于热牙胶连续波充填技术（图 7-12）。

8. ObTura Ⅱ 热牙胶注射系统　由主机和注射枪两部分组成（图 7-13）。主机为控制装置，注射枪具有加热和注射牙胶的功能，主要用于根管中上段的充填。

9. E&Q Plus 充填系统　它是将 System B 系统与 ObTura Ⅱ 热牙胶注射系统合二为一的一体机。由携热笔和充填枪两部分组成，携热笔与 System B 相似，充填枪与 ObTura Ⅱ 的注射枪相似（图 7-14），可用于热牙胶连续波充填技术。

10. 全能根管热压充填系统　它将 System B 系统和电动注射两种技术融为一体（图 7-15），其中的热压头可完成根尖 1/3 的充填，而电动注射系统可进行根管中上段的充填，主要用于热牙胶连续波充填技术。

11. 无绳热牙胶充填系统　由携热笔和充填枪两部分组成，无线、分体设计，放置和使用均方便。市面上既有国产的也有进口的，耗材成本相对较低（图 7-16）。

12. 载体充填系统　代表产品为 ThermaFil，是一种固核载体插入系统，由 ThermaFil 充填体、加热炉及校正锉组成（图 7-17A~C）。其二代产品由 GuttaCore 充填体和加热炉组成（图 7-17D，图 7-17E）。

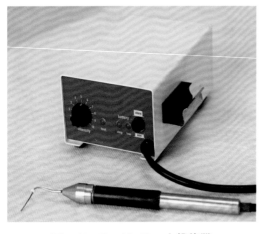

图 7-10　Touch'n Heat 电携热器

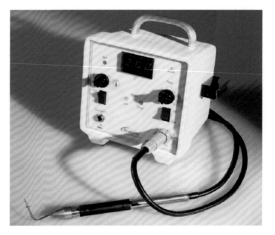

图 7-11　System B 系统

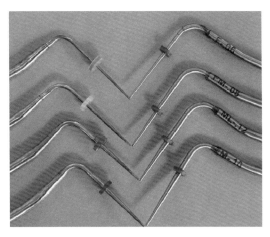

图 7-12 System B 热压头

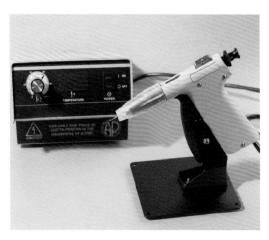

图 7-13 ObTura Ⅱ 热牙胶注射系统

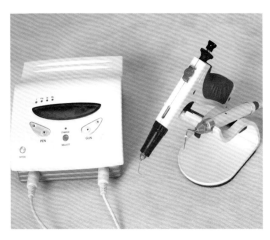

图 7-14 E&Q Plus 充填系统

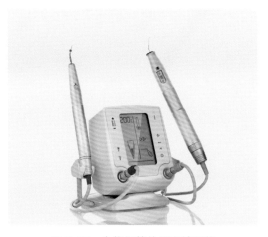

图 7-15 全能根管热压充填系统

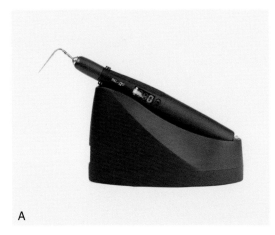

A

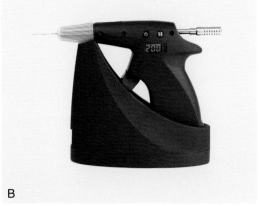

B

图 7-16 无绳热牙胶充填系统
A. 携热笔 B. 充填枪

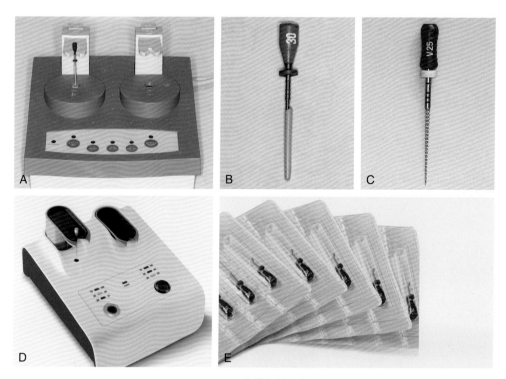

图 7-17　载体充填系统
A. 加热炉　B. ThermaFil 充填体　C. 校正锉　D. 二代加热炉　E. GuttaCore 充填体

三、根管充填基本技术

根管充填技术的种类很多,包括冷牙胶侧方加压充填技术、热牙胶垂直加压充填技术、连续波充填技术及载体充填技术。

(一)侧方加压充填技术

侧方加压充填技术是将与主尖锉大小一致的主牙胶尖放入根管内,达到操作长度后用侧方加压器加压,然后辅以副尖充填,如此反复直至根管充填完满(图 7-18)。其操作步骤见图 7-19。

1. 选择侧方加压器　侧向加压器应能无阻力地插入至距工作长度 1~2mm 处(图 7-19A,图 7-19B)。

2. 试尖　选择与主尖锉大小一致的牙胶尖为主尖,根据工作长度用镊子在主尖相应部位夹一压痕,将其插入根管内至工作长度处,且主尖在根尖处与根管壁有摩擦感(图 7-19C)。若不能到达工作长度则应换小一号牙胶尖,若根尖处无摩擦感则需修剪后再试,直至有摩擦感为止。拍摄插有主尖的 X 线片以确认主尖的具体位置(图 7-19D)。主尖选择、修改完成后,用 1% 次氯酸钠溶液或 75% 乙醇消毒 5 分钟,备用(图 7-19E)。

① 扫描二维码
② 用户登录
③ 激活增值服务
④ 观看视频

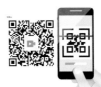

① 扫描二维码
② 用户登录
③ 激活增值服务
④ 观看视频

视频 27 侧方加压充填技术

视频 28 侧方加压充填技术临床病例

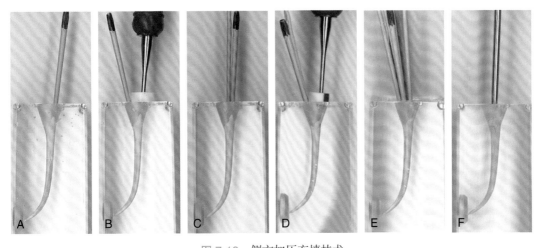

图 7-18 侧方加压充填技术

A. 放置主尖 B. 侧方加压 C. 插入副牙胶尖 D. 再次侧方加压 E. 再次插入副牙胶尖 F. 垂直加压

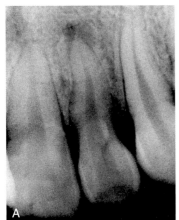
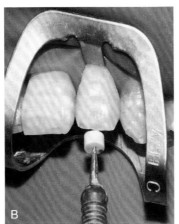
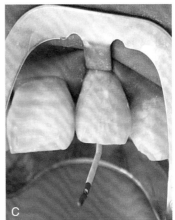

图 7-19 侧方加压充填技术操作步骤

A. 术前 X 线片 B. 选择侧方加压器 C. 试尖

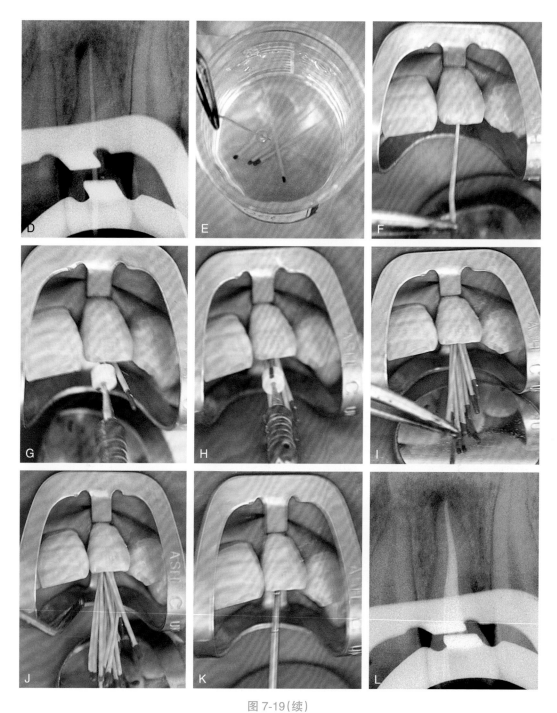

图 7-19(续)

D. 拍摄插有主尖的 X 线片确认　E. 消毒主尖　F. 放置主尖　G. 侧方加压　H. 反复侧方加压　I. 侧方加压完毕　J. 去除多余的牙胶尖　K. 垂直加压　L. 根充完成后 X 线片

3. 涂封闭剂 根管经次氯酸钠溶液冲洗、干燥后,用螺旋输送器将封闭剂导入根管,或用主尖锉在尖端蘸适量根管封闭剂,插入至工作长度,将封闭剂均匀地涂布到根管壁上。

4. 放置主尖 将主牙胶尖缓慢插入至工作长度,并上下移动主尖 3 次,使封闭剂均匀分布于根管内壁并排除可能存在的气泡(图 7-19F)。

5. 侧方加压 将侧方加压器紧贴主尖左右旋转 30° 缓慢插入至距工作长度 1~2mm 处,放置 10~20 秒钟,旋转 180° 后退出侧方加压器(图 7-19G)。沿形成的空隙插入副牙胶尖,副尖的大小应与侧方加压器大小一致或小一号。如此反复操作(图 7-19H),直至加压器只能进入根管口 2~3mm 为止(图 7-19I)。

6. 垂直加压 用烧热的挖匙或电携热器将多余的牙胶从根管口切断去除(图 7-19J);选用合适的垂直加压器对根管口软化牙胶垂直加压,使牙胶紧密充填至根管口下约 1mm(图 7-19K);再用有色玻璃离子或流动树脂封闭根管口或整个髓底;最后拍 X 线片确认充填的质量(图 7-19L)。临床病例见图 7-20。

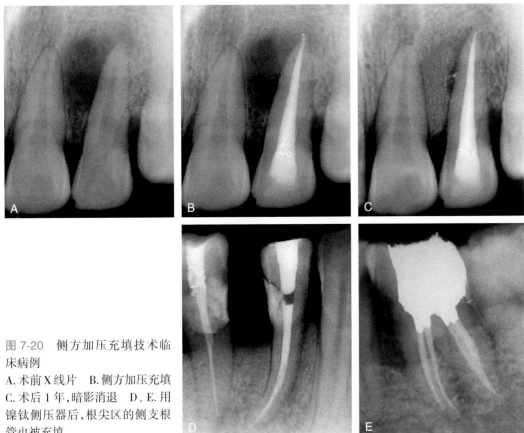

图 7-20 侧方加压充填技术临床病例
A.术前X线片 B.侧方加压充填 C.术后 1 年,暗影消退 D、E.用镍钛侧压器后,根尖区的侧支根管也被充填

(二)热牙胶垂直加压充填技术

热牙胶垂直加压充填技术的特点是使充填于根管中的材料加热软化,进而通过向根尖方向垂直加压,促使充填材料更为致密地充填至根管各解剖区域,达到严密封闭根尖孔的效果(图7-21)。与冷牙胶侧方加压相比,热牙胶垂直加压技术更能有效地充填封闭侧、副根管、扁根管或C形根管等形态复杂的根管(图7-22)。

1. 选择垂直加压器　选3根垂直加压器,最小一根能自由到达距工作长度4mm左右处。

2. 试尖　选择非标准牙胶尖(或0.04、0.06锥度牙胶尖)作为主尖,距工作长度0.5mm,根尖部有摩擦感(图7-21A),拍摄插有主尖的X线片以确认。

3. 涂封闭剂　根管冲洗、干燥后,用主尖涂少量封闭剂于根管壁上。

4. 放置主尖　将主尖的尖1/3蘸一薄层糊剂,缓慢插入根管并上下移动主尖3次,最后左右轻轻旋转就位。

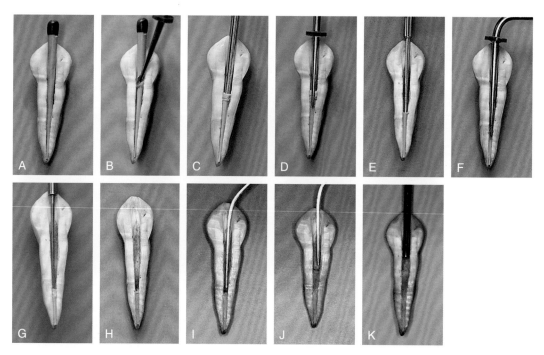

图7-21　热牙胶垂直加压充填技术操作步骤

A.选择主尖　B.携热器去除上段牙胶　C.大号加压器加压　D.携热器去除中段牙胶　E.中号加压器加压 F.携热器去除中下段牙胶　G.小号加压器加压　H.根尖段充填结束　I.J.将热牙胶注射于根管内 K.垂直加压

5. 垂直加压 用电携热器去除根管口外的多余牙胶尖部分(图 7-21B),此时牙胶断面 3~5mm 内因热传导而软化,用大号垂直加压器向根尖方向加压(图 7-21C);随后将携热器插入牙胶中并保持 2~3 秒,取出携热器同时带走 2~3mm 的牙胶(图 7-21D),用中号、小号垂直加压器加压;重复以上步骤数次,直至距工作长度约 4mm 处(图 7-21E~G)。此时,根管中、上部侧支根管和根尖部主根管及侧支根管得到充填,如行桩冠修复则可结束充填过程(图 7-21H)。

6. 充填根管中上段主根管 用 ObTura Ⅱ 将热牙胶注射于根管内,再用垂直加压器加压,一般 2~3 次完成充填(图 7-21I~K),最后拍 X 线片确认根管充填的质量。临床病例见图 7-23。

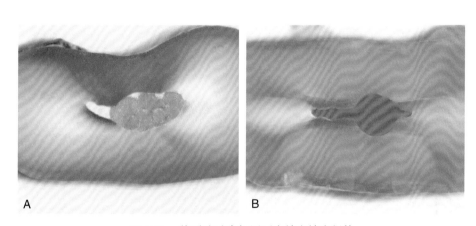

图 7-22 热牙胶垂直加压可有效充填扁根管
A. 侧方加压充填 B. 垂直加压充填

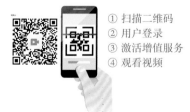

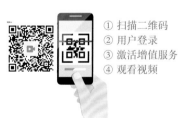

视频 29 垂直加压充填技术　　视频 30 垂直加压充填技术临床病例

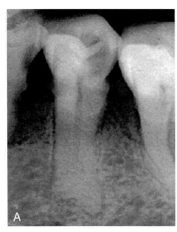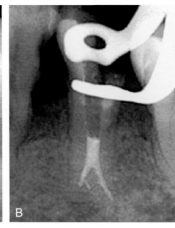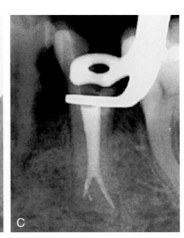

图 7-23 热牙胶垂直加压充填技术临床病例
A. 术前 X 线片　B. 根尖段充填　C. 根充完毕

(三) 热牙胶连续波充填技术

热牙胶连续波充填技术是热牙胶垂直加压充填技术的改良,它是将原有的根管上、中、下多步加热和加压变为一步加热加压的充填技术,同时将原加热设备 Touch'n Heat 改变为适用于一步加热的 System B 加热系统。它可以准确地控制器械尖端温度与加热时间,加热与加压同时完成,既提高了充填效果,又简化了充填步骤(图 7-24)。

1. 选择热压头　选择的热压头应与牙胶尖型号一致,并与距工作长度 4~5mm 的根管相匹配,用橡皮片作参照点(图 7-24A~C)。

2. 选择垂直加压器(图 7-24D~F)、试尖(图 7-24G)、涂封闭剂和放置主尖的步骤同热牙胶垂直加压充填技术。

① 扫描二维码
② 用户登录
③ 激活增值服务
④ 观看视频

① 扫描二维码
② 用户登录
③ 激活增值服务
④ 观看视频

视频 31　热牙胶连续波充填技术　　视频 32　热牙胶连续波充填技术临床病例

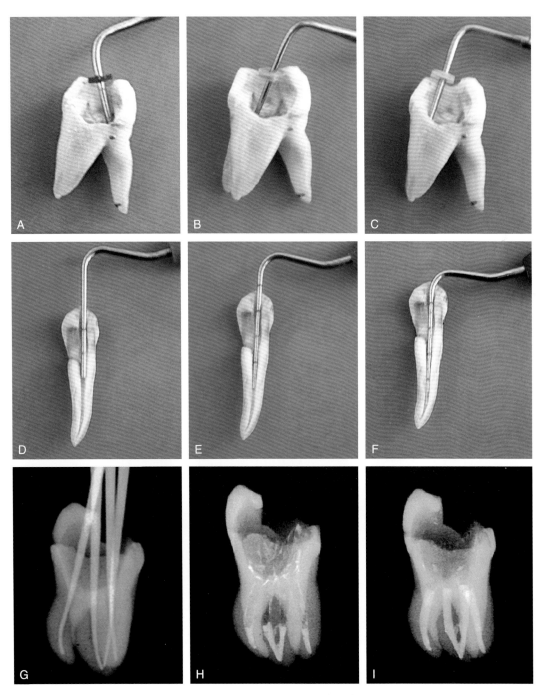

图 7-24 热牙胶连续波充填技术操作步骤

A~C. 选择热压头　D~F. 选择垂直加压器　G. 试尖　H. 根尖段充填　I. 根管中上段充填

3. 连续加压　System B 加热源的温度设置为 180℃左右。将热压头放于根管口,启动加热源,去除根管口外的多余牙胶尖部分,根向加压使热压头前进至距参照点约 2mm;然后关闭加热器,保持根尖向压力,使热压头可继续前进至参照点;最后保持根尖向压力 10 秒至热牙胶冷却(图 7-24H)。

4. 退出热压头　启动开关 1 秒,迅速退出热压头并带出多余的牙胶,然后用垂直加压器加压。

5. 充填根管中上段主根管　方法同热牙胶垂直加压充填技术,并用有色玻璃离子或流动树脂封闭根管口或整个髓底(图 7-24I)。临床病例见图 7-25 和图 7-26。

① 扫描二维码
② 用户登录
③ 激活增值服务
④ 观看视频

视频 33　根管口封闭

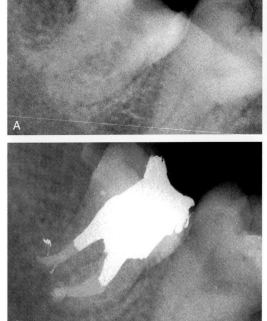

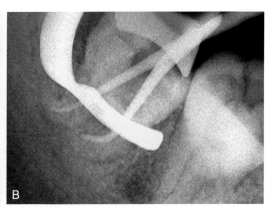

图 7-25　右侧下颌第三磨牙热牙胶连续波充填技术临床病例
A. 术前 X 线片　B. 试尖　C. 根充完毕

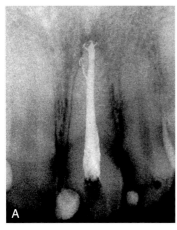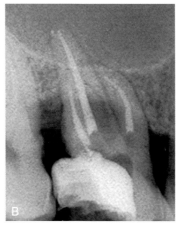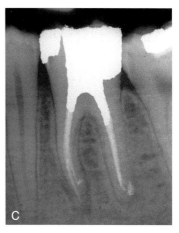

图 7-26　热牙胶连续波充填技术临床病例
A.上颌磨牙根充病例　B.上颌磨牙根充病例　C.下颌磨牙根充病例

（四）ThermaFil 充填技术

ThermaFil 充填技术的操作相对简单,其 α 相牙胶较 β 相牙胶有更高的黏附性和更低的黏滞度,能提供更好的管壁适合性和封闭性,但是容易出现超充。

1. 检查根管预备　选择与根尖预备主尖锉号码一致的校正锉,检查根管预备的终端,确定 ThermaFil 充填体的合适号码(图 7-27A,图 7-27B)。

2. 标记长度　选择与主尖锉号码一致的充填体,调整橡皮片至操作长度。

3. 加热　将选定的充填体置于加热炉中进行加热。

4. 充填　干燥根管壁涂布封闭剂后,将加热软化的充填体从加热炉中取出,缓慢插入根管内至工作长度。在插入过程中必须将充填体一次就位,不要扭动充填体(图 7-27C)。

5. 根充完成　当 X 线片证实根管充填到位后,用倒锥钻从根管口处切断多余轴体和柄,然后用垂直加压器压紧载体周围的牙胶(图 7-27D)。临床病例见图 7-28。

（五）软化定制主牙胶尖技术

根管充填时,由于根尖止点的横截面变异较大,尤其是在根尖吸收或根尖狭窄被破坏的情况下,仅依靠主牙胶尖匹配,难以达到根尖封闭的理想效果。采用软化定制主牙胶尖即个别主尖技术是一种简便的解决办法,可用于侧压充填、热牙胶充填或单尖充填。

1. 选择主尖　选择比根尖预备尺寸大两号的主牙胶尖,插入根管距根尖止点 2mm 左右,标记长度。

2. 软化主尖　将主牙胶尖的尖端浸泡在氯仿中 1~2 秒或四氯乙烯中 3~4 秒进行软化,主尖粗大浸泡时间可以稍长。

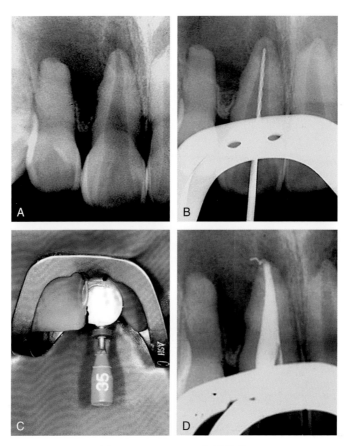

图 7-27　ThermaFil 充填技术
A. 术前 X 线片　B. 检查根管预备　C. ThermaFil 充填　D. 根充完成

3. 定制主尖　将软化的主尖放入根管中,推送主尖到达工作长度,取出主尖确认长度;如主尖未到达工作长度,则重复推送。注意标记方向。

4. 检查主尖　取出软化定制的主尖,检查牙胶尖端所显示的根尖 3~4mm 的解剖结构,放置干燥。

5. 拍主尖 X 线片　将软化定制的个别主尖放回到根管相同位置,拍 X 线片确认;若长短不合适,则需重新制作。临床病例见图 7-29。

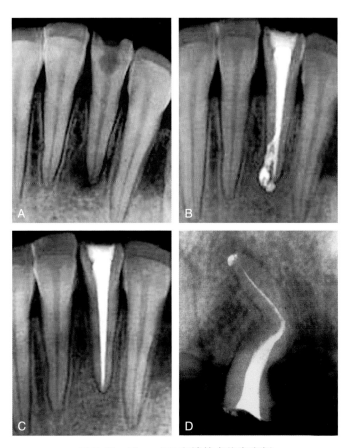

图 7-28　ThermaFil 充填技术临床病例

A. 术前 X 线片　　B. ThermaFil 充填　　C. 随访根尖暗影消失　　D. ThermaFil 充填弯曲根管

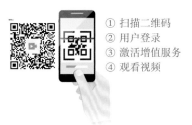

① 扫描二维码
② 用户登录
③ 激活增值服务
④ 观看视频

视频 34　个别主尖技术

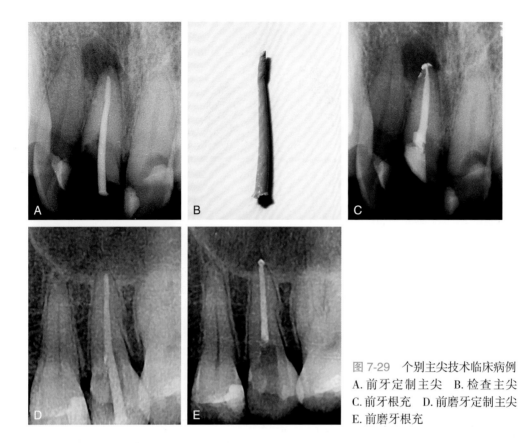

图 7-29　个别主尖技术临床病例
A. 前牙定制主尖　　B. 检查主尖
C. 前牙根充　　D. 前磨牙定制主尖
E. 前磨牙根充

（六）根尖屏障术

根尖屏障术是将 MTA 置入根尖部位,待其硬固后形成根尖屏障,达到根尖封闭的效果。适用于牙髓坏死或伴有根尖周炎、根尖孔未发育完全的恒牙,行长期根尖诱导但未能形成根尖的恒牙,根尖孔被破坏的患牙,牙髓血运重建失败的患牙。

1. 清理根管　清理根管,去除根管内坏死的牙髓组织。测量工作长度并拍试尖 X 线片确认。由于患牙根管壁较薄,避免过度使用器械预备。

2. 化学预备　可采用次氯酸钠溶液结合超声反复冲洗根管。对于有根尖周病的患牙,可封入几次氢氧化钙制剂对根管进行消毒,直至根尖周炎症控制为止。

3. 放置 MTA　彻底去除根管内的氢氧化钙制剂,干燥根管。最好在牙科显微镜下用 MTA 输送器将 MTA 置于根尖部,将垂直加压器做好标记,适当加压,直至将根尖段 4mm 左右填充密实,用纸尖或小毛刷清理根管壁中上段多余的 MTA。置湿棉球于根管中上段,暂封窝洞,拍 X 线片确认 MTA 位置及充填质量。

4. 根管充填　可在 1~2 天后复诊,根管锉探查 MTA 硬固后,采用热牙胶注射技术充填根管。

5. 注意事项 除了 MTA 外,iRoot BP 也被用于根尖屏障术。可以分次放置 MTA,如先放置 2mm 拍 X 线片确认后,再放置 2mm;为了减少着色,可在放置 MTA 前用树脂粘接剂处理窝洞。临床病例见图 7-30。

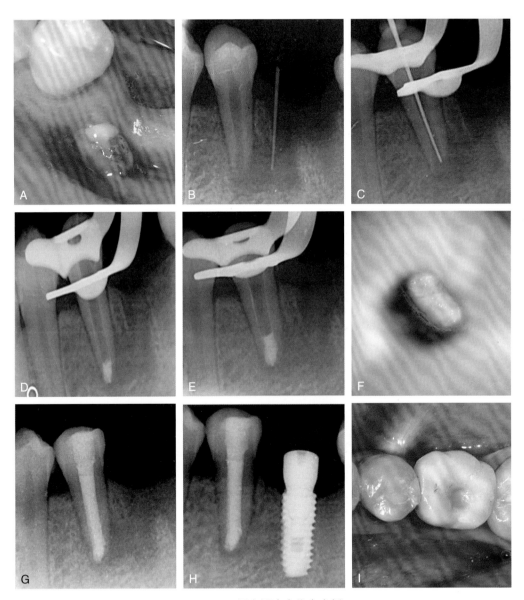

图 7-30 根尖屏障术临床病例

A. 术前窦道 B. 拍示踪片显示根尖暗影较大 C. 确定工作长度 D. 分次放置 MTA E. MTA 放置完成 F. 镜下检查 G. 热牙胶充填、树脂修复 H. 术后 1 年复查,暗影消退 I. 咀嚼功能良好

（边 专 闫 萍）

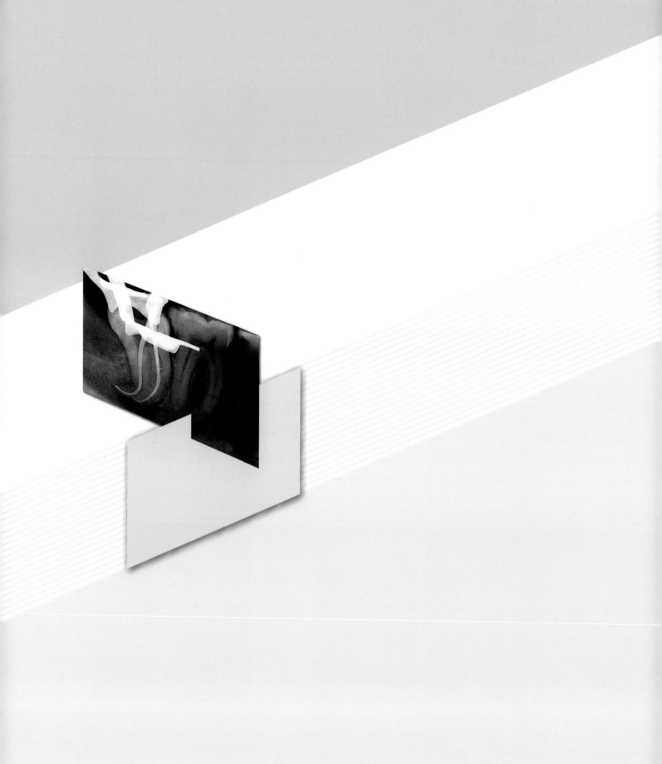

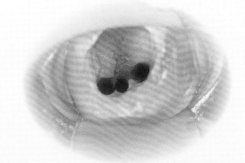

第八章

根管再治疗

  根管治疗是治疗牙髓病和根尖周病的有效方法,尽管成功率较高,但仍有少数失败病例需要进一步治疗。对于根管治疗失败的病例,应综合分析失败原因,并设计合理的根管再治疗计划。

一、根管治疗失败的原因

根管治疗失败的原因包括：①治疗不良，如无菌操作不良、根管预备或充填不良、冠渗漏等；②生物性因素，如根管内感染、根管外感染、异物反应和真性囊肿等。

（一）开髓及根管预备不良

开髓时髓室暴露不足，可致根管遗漏（图 8-1）、器械分离（图 8-2）和残髓存留；开髓过度则易发生髓室穿孔（图 8-3）。根管预备并发症包括根管清理不充分、根管堵塞、根管偏移、根管台阶、根管侧穿及根尖敞开等（图 8-4~ 图 8-6）。虽然这些问题可能不直接导致根管治疗失败，但却因为无法消除根管内感染，进而造成治疗失败（图 8-7）。

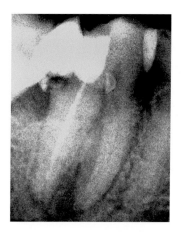

图 8-1　近中根管遗漏

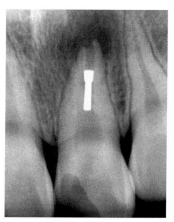

图 8-2　器械分离

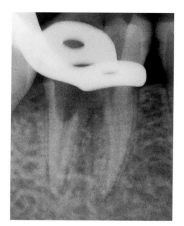

图 8-3　髓室底穿孔

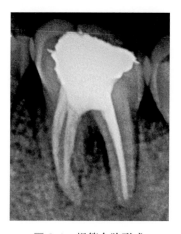

图 8-4　根管台阶形成

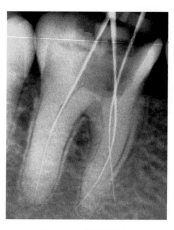

图 8-5　根管侧穿

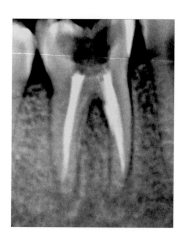

图 8-6　台阶及带状穿孔

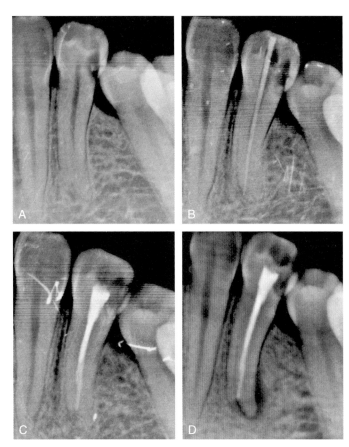

图 8-7　台阶致根管治疗失败病例

A. 术前 X 线片　B. 试尖见根管台阶(或伴根管遗漏)　C. 根充
D. 术后 1 年根尖出现暗影

(二) 根管充填不良

根管充填不良包括超充和欠充。超出根尖的充填物特别是被污染的牙胶可引起炎症反应;根管充填不致密或欠充可引起根尖渗漏,微生物及其代谢产物可通过渗漏对根尖周组织发挥致病作用(图 8-8)。

(三) 冠渗漏

经根管治疗后的患牙没有及时进行冠修复或冠方修复体破坏,从髓腔经根管到根尖发生微渗漏,根尖组织发生再感染,造成根管治疗失败(图 8-9)。

(四) 根管内感染

根管内长期存在或重新进入的微生物是根管治疗失败的主要因素。如果根管清理和消毒不彻底,残留大量细菌;或是根管已清理消毒,但是充填不致密,病菌通过微渗漏再进入根管内,都会导致根管治疗失败。

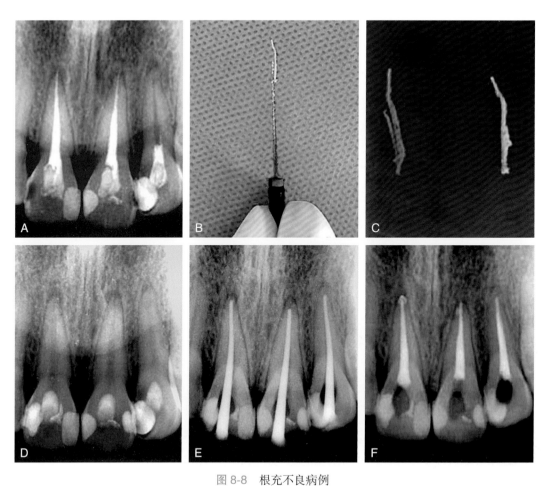

图 8-8　根充不良病例
A.根充 3 个月出现症状　B、C.取出根充不良的牙胶　D.预备后封入氢氧化钙制剂　E.试尖　F.根充完成

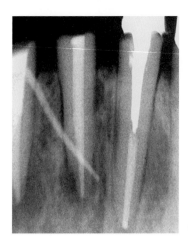

图 8-9　根管治疗后未及时行冠修复,可发生冠渗漏

（五）根管外感染

致病菌通过超出根尖孔的牙本质碎屑或根管治疗器械直接扩散至根尖外,形成生物膜,影响根尖周组织的愈合。另一种细菌入侵的通道是通过牙周袋到根尖区域,患牙常伴有严重的牙周疾病。

（六）根尖周囊肿

根尖周囊肿分为真性囊肿和袋状囊肿(图 8-10)。真性囊肿包含有连续性的上皮空腔,具有自我供养功能,需辅以外科手术治疗才能治愈。而袋状囊肿的空腔和感染患牙的根管是相通的,根管治疗有可能治愈。

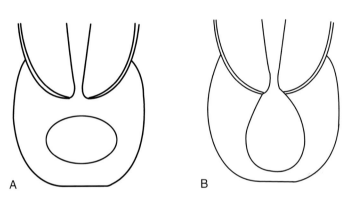

图 8-10　根尖周囊肿
A. 真性囊肿　　B. 袋状囊肿

二、根管再治疗计划

根管治疗失败的病例有以下 4 种基本治疗方案可供选择:①观察随访;②根管再治疗;③根尖手术(图 8-11);④拔除患牙。对于病因和诊断不明确的病例,可通过短期观察来帮助诊断。如果根管治疗失败的原因是根管内感染,可行根管再治疗。如果患牙存在持续性根管外感染、异物反应或真性囊肿,需采用根尖手术的方法。对于无法修复的患牙或有严重的根管治疗并发症,如分离器械超出根尖孔且邻近重要解剖结构时,可拔除患牙。非手术再治疗的成功率为 74%~98%,对大多数病例而言,保留患牙是最有利的选择。近年来意向再植术被认为是保存患牙的补充手段。

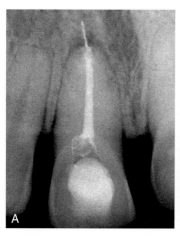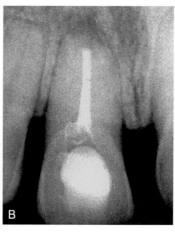

图 8-11 分离器械超出根尖孔病例
A.分离器械超出根尖孔 B.根尖手术取出分离器械

三、根管再治疗技术

(一) 冠方通路预备

1. 冠方修复体的拆除 当全冠修复的患牙需要再治疗时,若全冠有缺陷或患牙有龋坏或影响到寻找根管口时,可拆除全冠(图 8-12);若全冠或桥体完好,也不影响进入髓腔治疗时,则可以保留(图 8-13)。

2. 桩的取出 牙科显微镜下先去除桩周围和髓室内包绕根管桩的修复材料,桩充分暴露后使用超声器械(图 8-14),在桩和根管壁的粘接界面振动,破坏桩和根管壁的粘接结构以减弱桩的固位力(图 8-15)。除超声器械外,还有其他一些器械,如 Ruddle 桩取出系统等可辅助取桩。

(二) 恢复根尖区通路

1. 寻找遗漏根管 遗漏根管是导致根管治疗失败的常见原因之一。探查遗漏根管的常用器械有超声工作尖、长颈球钻、根管探针和显微根管锉等(图 8-16~图 8-19)。X 线偏移投照(近中或远中)可有效显示和判断遗漏根管的存在及位置,CBCT 和牙科显微镜可以提高遗漏根管的发现率。临床上易发生遗漏的是上颌磨牙 MB2 根管(图 8-20)、下颌前牙舌侧根管(图 8-21)和下颌磨牙远中舌侧根管(图 8-22)。

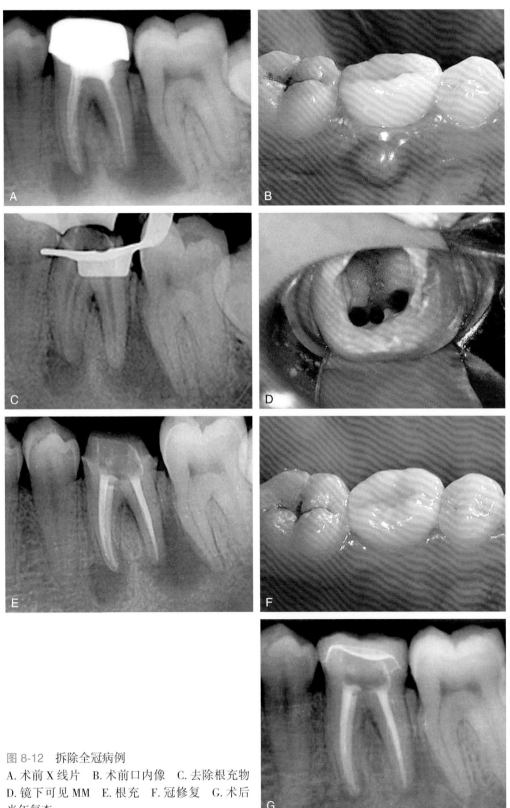

图 8-12　拆除全冠病例
A. 术前 X 线片　B. 术前口内像　C. 去除根充物
D. 镜下可见 MM　E. 根充　F. 冠修复　G. 术后
半年复查

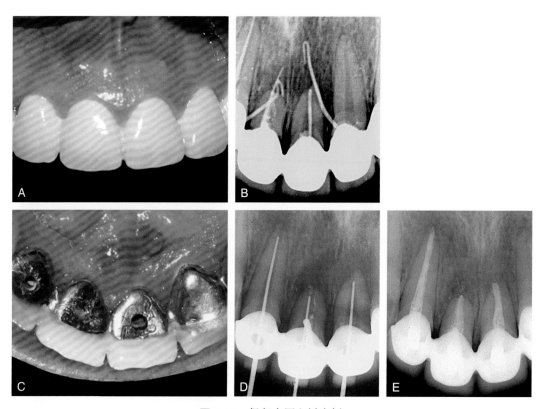

图 8-13　保留全冠和桥病例

A. 全冠和桥体完好,但出现窦道　B. 术前根充不良,根尖暗影　C. 舌面开髓　D. 根管预备　E. 根充完成

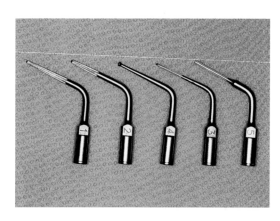

图 8-14　用于取桩的超声器械

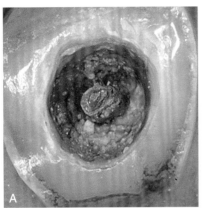
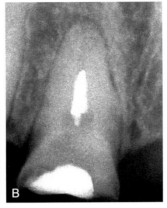
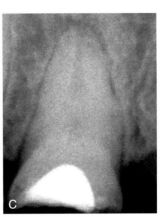

图 8-15　取桩病例

A、B. 根管内铸造桩　C. 桩已去除

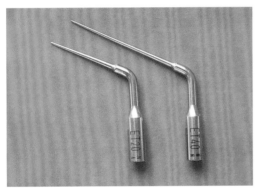

图 8-16　超声工作尖

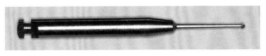

图 8-17　长颈球钻

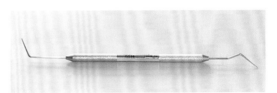

图 8-18　根管探针

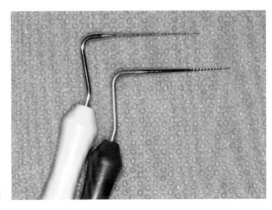

图 8-19　显微根管锉

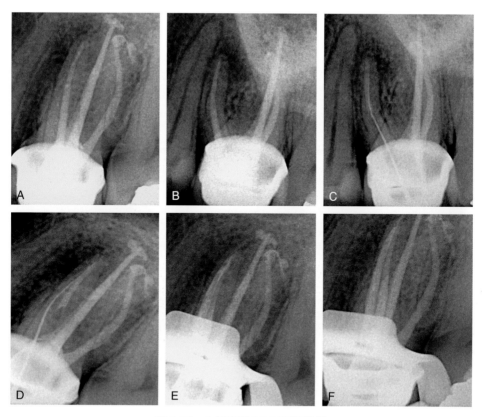

图 8-20　上颌磨牙 MB2 遗漏病例

A. 术前 X 线片　B. 术前偏移投照　C. 术中发现 MB2　D. 术中偏移投照　E. 根充　F. 术后偏移投照

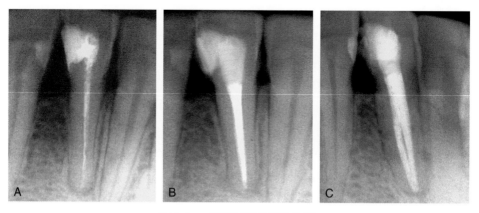

图 8-21　下颌切牙双根管病例

A. 术前 X 线片　B. 术后 X 线片　C. 偏移投照

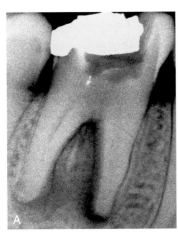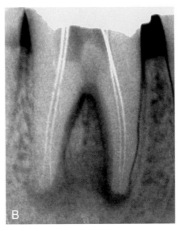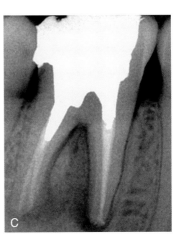

图 8-31 下颌第一磨牙根管钙化病例
A. 术前 X 线片 B. 小号 K 锉疏通根管 C. 根充完成

处理台阶的经验:①熟悉该根管的弯曲方向,可拍两个角度的根尖片或 CBCT;②首先敞开根管中上段;③预弯小号 K 锉尖端 1~2mm 成 45° 角,橡皮片标记指向弯曲的方向(图 8-32~ 图 8-34);④探查时要不断改变锉的方向;⑤锉的长度应短于到台阶的长度;⑥用 EDTA 或次氯酸钠冲洗液大量冲洗;⑦可预弯镍钛通道锉低速旋转寻找原始根管或用去台阶锉(图 8-35,图 8-36);⑧可选用小号超声器械;⑨在根管内注入显色剂可辅助了解根管形态;⑩牙科显微镜有时会有帮助。此外,要有足够的耐心,可以多复诊几次,注意手感,很硬的是根管壁;根管壁上软的地方有可能是原根管,进入后不要急于退出,将锉做上下提拉的小幅度锉动,以减小和消除台阶。

① 扫描二维码
② 用户登录
③ 激活增值服务
④ 观看视频

视频 36 处理台阶

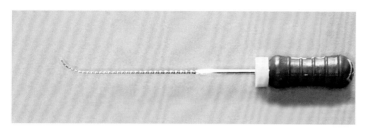

图 8-32　根尖预弯的 10 号 K 锉

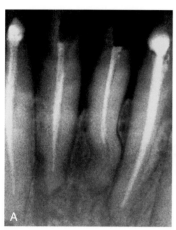
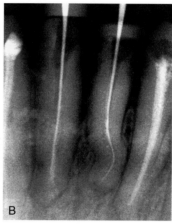

图 8-33　下颌切牙根管内台阶
形成病例
A. 左侧下颌中切牙根管内台阶
B. 器械越过台阶疏通根管

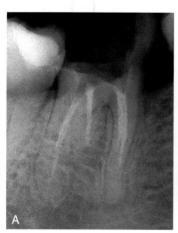
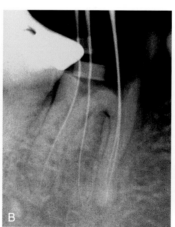
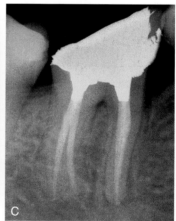

图 8-34　下颌磨牙根管内台阶形成病例
A. 术前根管内台阶形成　B. 小号 K 锉疏通根管　C. 根充完成

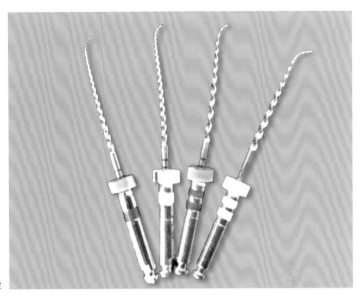

图 8-35　M3-T 去台阶锉

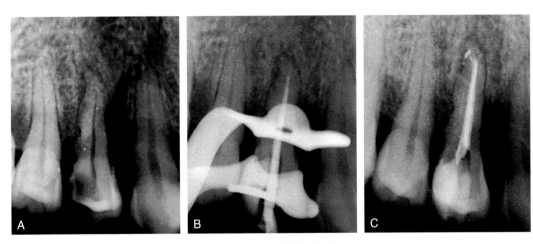

图 8-36　去台阶锉病例
A. 术前根管弯曲　B. 试尖示台阶形成　C. M3-T 处理后根充

（三）修补穿孔

穿孔修补的预后受多种因素影响，如穿孔的位置、大小和形态，治疗时机，牙周状况，充填材料的封闭性能以及术者的操作技术等。穿孔位置越靠近根尖，预后越好。即刻修补的穿孔预后较好，而延迟修补的穿孔可能会发生感染，预后较差。

牙科显微镜可放大视野,定位穿孔,使术者在直视下操作。穿孔修补前需用超声器械清洁穿孔周壁,用2.5%次氯酸钠溶液冲洗穿孔。穿孔创面出血可用胶原蛋白或氢氧化钙止血。MTA是常用的穿孔修补生物材料,预成的硅酸钙生物陶瓷材料iRoot BP Plus也可用于穿孔的修补(图8-37~图8-40)。

髓室底的机械性穿孔,可即刻进行修补;如果穿孔已感染,可先清洁和预备穿孔区,再进行修补。修补根管冠1/3或中1/3穿孔时,首先需敞开冠方,暴露穿孔,穿孔的根方可放置牙胶尖等以防止修补材料滑向根尖部,然后再进行修补(图8-41);也可先充填根管下段,再行穿孔修补(图8-42)。

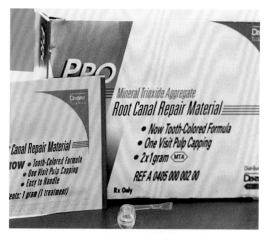

图 8-37　MTA 根管修补材料

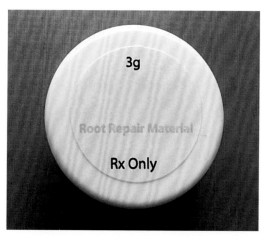

图 8-38　iRoot BP Plus

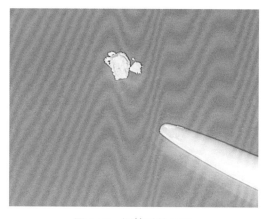

图 8-39　调拌后的 MTA

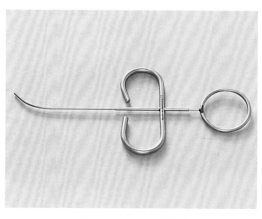

图 8-40　MTA 输送器

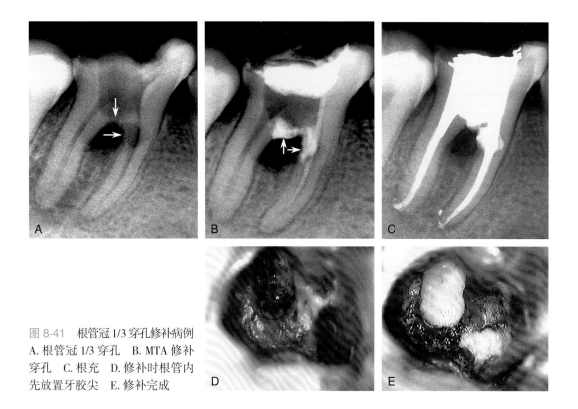

图 8-41 根管冠 1/3 穿孔修补病例
A.根管冠 1/3 穿孔 B.MTA 修补
穿孔 C.根充 D.修补时根管内
先放置牙胶尖 E.修补完成

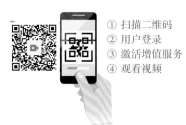

① 扫描二维码
② 用户登录
③ 激活增值服务
④ 观看视频

视频 37 MTA 的调拌

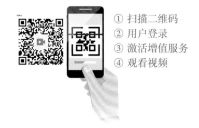

① 扫描二维码
② 用户登录
③ 激活增值服务
④ 观看视频

视频 38 MTA 输送器的使用

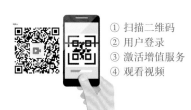

① 扫描二维码
② 用户登录
③ 激活增值服务
④ 观看视频

视频 39 穿孔的修补

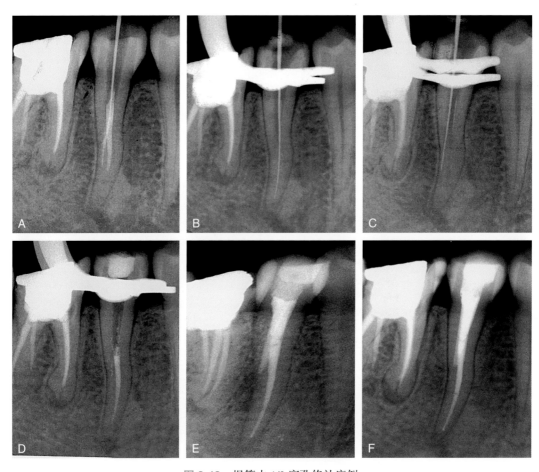

图 8-42　根管中 1/3 穿孔修补病例

A. 术前根管欠充　B. 去除牙胶并测定工作长度　C. 根管中 1/3 颊侧穿孔　D. 根管中下段充填并保留冠方的直线通路　E. MTA 修补穿孔及完成根充　F. 术后 4 个月复查,恢复良好

　　根尖 1/3 的穿孔常伴有堵塞和台阶,使根管再治疗的难度增加。穿孔的处理不仅要清理和封闭穿孔部位,而且要疏通、清理和充填穿孔下方的根管。临床治疗中,首先尝试疏通根管的根尖部分并适当扩大,然后用生物材料充填根管(图 8-43)。

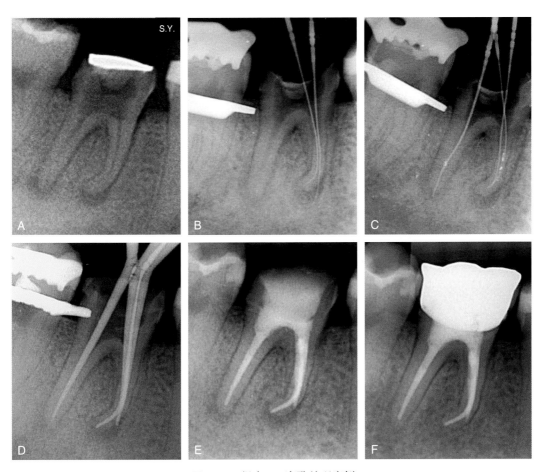

图 8-43　根尖 1/3 穿孔处理病例
A. 术前 X 线片　B. 根尖 1/3 穿孔　C. 疏通根管　D. 试尖　E. 根尖置生物材料后根充　F. 术后 1 年复查

（闫　萍　张　伟）

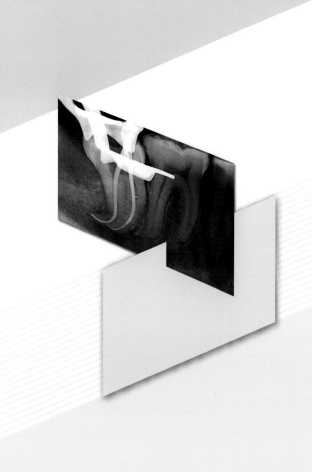

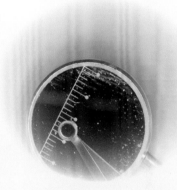

第九章

显微根尖手术

　　根管系统复杂多变,且现有的技术还不能完全彻底地清洁和封闭根管,因此根管治疗的成功率从未达到百分之百,根尖手术是治疗根管治疗失败病例的手段之一。随着牙科显微镜引入口腔科,显微根尖手术也得到了很好的发展。

一、适应证和禁忌证

通常在根管非手术再治疗不可行或治疗效果不佳的情况下,才进行根尖手术。显微根尖手术是显微技术和根尖手术的结合,因此与根尖手术的适应证和禁忌证相似。

(一)适应证

1. 根管再治疗失败病例 根管治疗失败的原因通常是根管系统的清理预备不够,如根管系统太复杂、遗漏根管或未洁净根管,也可能是未能在根尖部形成致密的屏障,使微生物及其产物引起根尖部炎症。如果进行了根管再治疗,患牙症状持续或根尖暗影持续或扩大,可以考虑进行根尖手术治疗(图 9-1)。

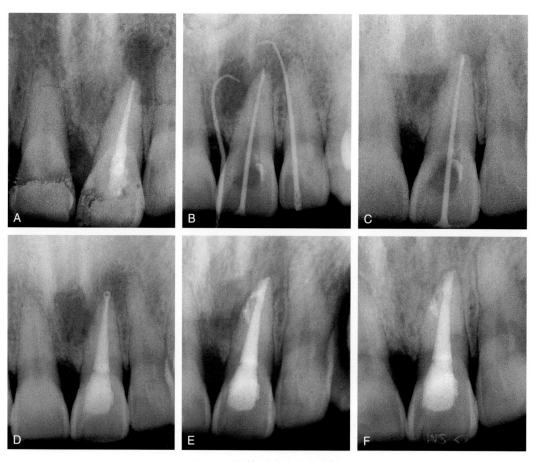

图 9-1 根管再治疗失败病例
A. 左侧上颌中切牙根管治疗后出现瘘管,根尖和根侧暗影 B. 根管再治疗瘘管不消失,牙胶示踪至根部的暗影区 C. 试尖 D. 根充 E. 显微根尖手术发现 2 个侧支根管,MTA 修补 F. 术后半年复查,瘘管和根尖暗影消失

2. 难以处理的并发症　一些根管治疗并发症如台阶、侧穿、过度超充(图 9-2),以及分离器械超出根尖孔(图 9-3)等,在根管再治疗无法纠正时可考虑行根尖手术。

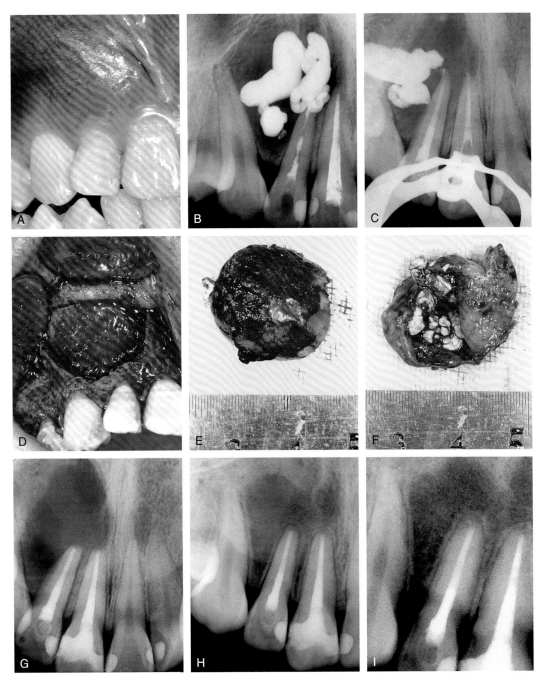

图 9-2　根管过度超充病例

A. 右侧上颌前庭沟隆起　B. 右侧上颌中切牙和侧切牙根尖区较大暗影,并见大量超充物　C. MTA 修补根尖及根充后　D. 翻瓣后可见囊肿　E. 囊肿被完整摘除　F. 囊肿剖开后可见超充材料　G. 术后 X 线片　H. 术后半年复查,暗影减小　I. 术后 2 年复查,暗影消失

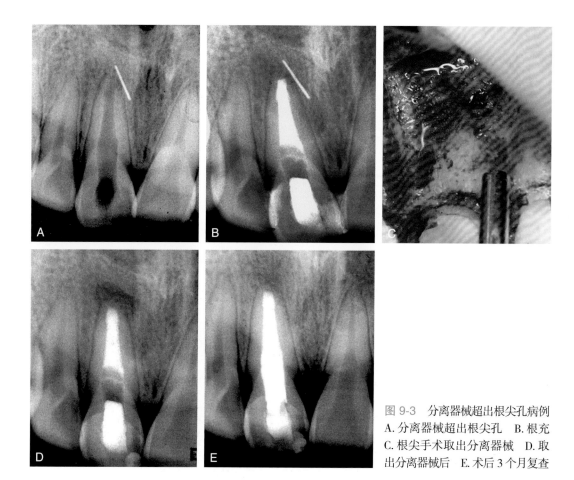

图9-3　分离器械超出根尖孔病例
A.分离器械超出根尖孔　B.根充
C.根尖手术取出分离器械　D.取出分离器械后　E.术后3个月复查

3. 根尖外感染　研究证实致病菌有时可在根尖外壁形成生物膜;伴放线聚集杆菌可定植在根尖周的组织中,引起根尖部的持续感染,这些需进行根尖手术。

4. 囊肿　袋状囊肿的囊腔与根管系统相通,其成因与根管内的感染物有关,在根管治疗后有可能痊愈(图9-4);而真性囊肿的囊腔独立于根管系统,需要进行根尖手术(见图1-31)。因此根尖周囊肿判断不清时,可在根管治疗后观察一段时间,再决定是否手术。

5. 探查性手术　尽管进行了详尽的病史询问和检查,有时仍然难以得出明确的诊断,这时可进行探查性的根尖手术,借助牙科显微镜来明确诊断(图9-5)。

6. 无法进行根管再治疗病例　由于冠或桥等修复的原因无法进行根管再治疗的病例,可考虑进行根尖手术(图9-6)。

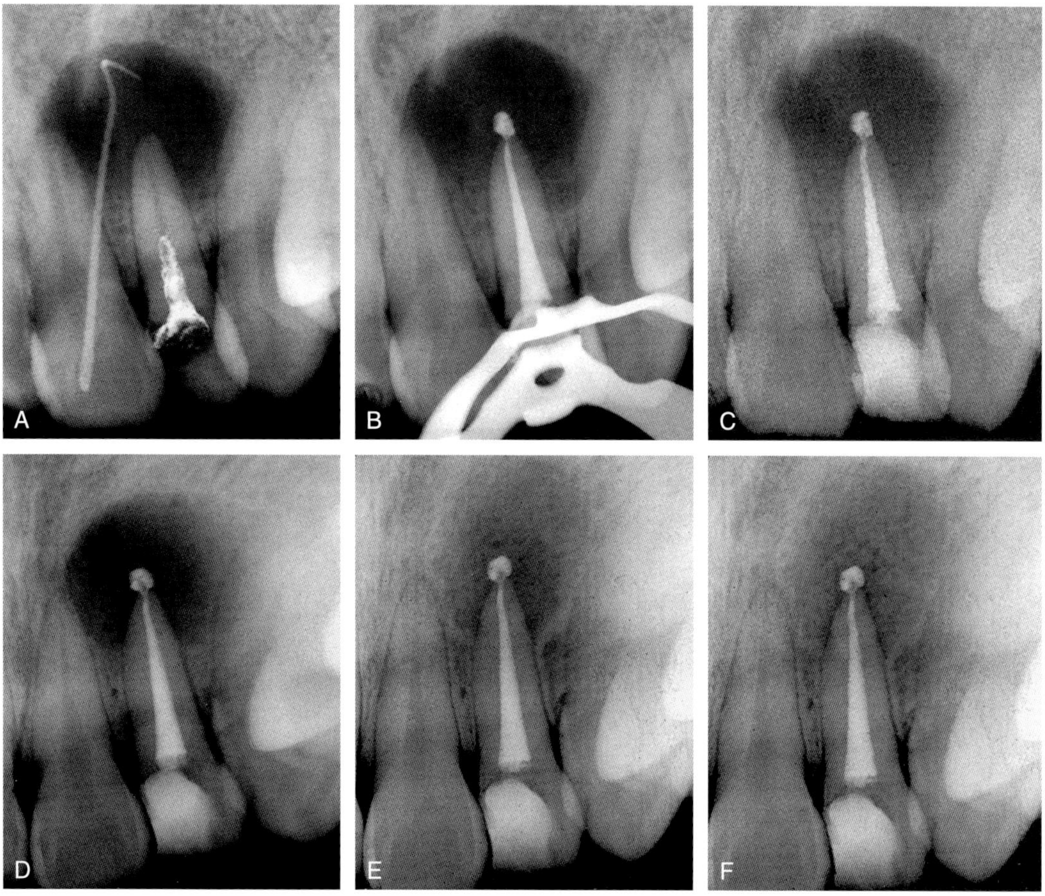

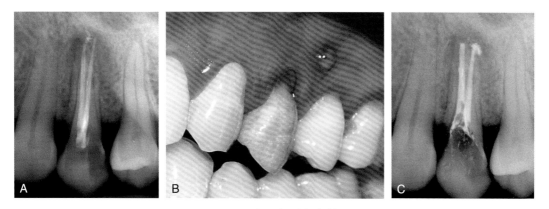

图 9-4　可疑囊肿病例

A. 术前不完善的根管治疗及可疑囊肿　　B. 根管再治疗后　　C~F. 术后 3、5、7、9 个月复查,暗影逐渐减退

图 9-5　探查性手术病例

A. 患牙 3 年前做了根管治疗　　B. 半年后出现瘘管　　C. 根管再治疗

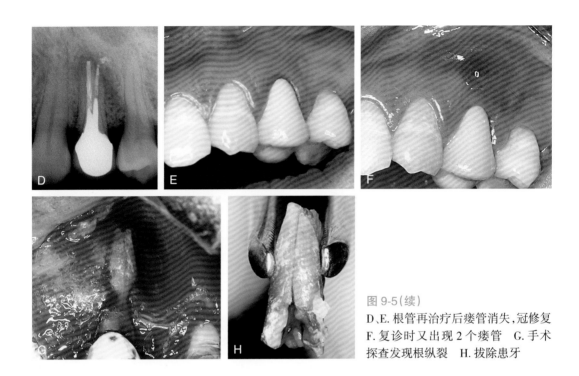

图 9-5（续）
D、E. 根管再治疗后瘘管消失，冠修复
F. 复诊时又出现 2 个瘘管　G. 手术
探查发现根纵裂　H. 拔除患牙

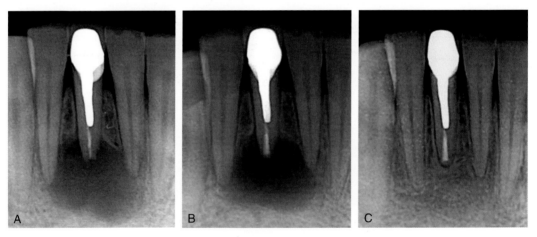

图 9-6　冠修复无法进行根管再治疗病例
A. 术前 X 线片　B. 根尖手术　C. 术后 1 年复查

（二）禁忌证

　　根尖手术的禁忌证相对较少，主要包括解剖学因素、牙周条件和全身状况。例如下颌第二前磨牙和下颌第一磨牙的根尖靠近神经血管束；若是在颏孔附近的手术，可采用刻槽技术，避免损伤血管神经束（图 9-7）；下颌第二磨牙通常由于位置靠后、手术入口较小、颊侧骨板厚及邻近下颌管等原因，拔除或意向再植术为更常见的选择。

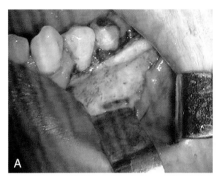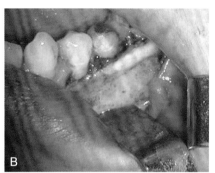

图 9-7　刻槽技术
A.超声骨刀制作刻槽　B.拉钩放置于刻槽处避免滑脱损伤神经束

牙周条件是根尖手术进行前的重要考虑因素,如果牙周条件良好,根尖手术的成功率将明显高于牙周受累的患牙。患者的全身情况如果不能耐受根尖手术时,则需要与患者的内科主治医师商量,待患者的全身情况稳定后再行治疗。

二、基本器械与设备

显微根尖手术的基本器械包括检查器械、切开及翻开器械、挖器、显微口镜、倒充填器械和抛光器械、缝合器械。显微根尖手术的基本设备包括超声倒预备器械和牙科显微镜。

1. 检查器械　包括口镜、根管探针和显微探针(图 9-8,图 9-9)。口镜和根管探针都是临床常用器械,显微探针则是专用于显微根尖手术的器械,它有一个 2mm 的尖端弯曲,主要作用是在狭小的骨腔内探查根面,在牙科显微镜下协助诊断是否存在遗漏根管、探查根管峡部及根尖裂纹。

2. 切开器械和挖器　切开器械包括 15 C 号刀片和手柄以及骨膜剥离器,显微刀片适用于邻间隙特别紧的患者(图 9-10,图 9-11)。挖器则用于去除根尖部的肉芽组织。

3. 显微口镜　是显微根尖手术的重要器械之一,直径较小(图 9-12)。图 9-13 所示的是三种形状的显微口镜,从左至右为长方形、椭圆形和圆形,在临床上使用较多的显微口镜为长方形和圆形。

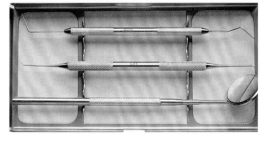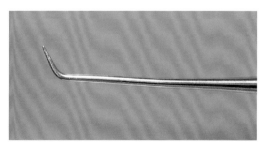

图 9-8　显微根尖手术检查器械　　　　　图 9-9　显微探针的放大图

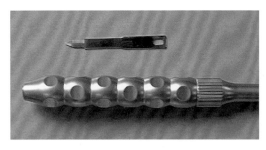

图 9-10　显微刀片及手柄

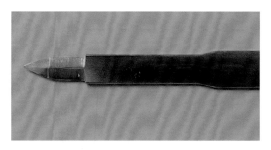

图 9-11　显微刀片的放大图

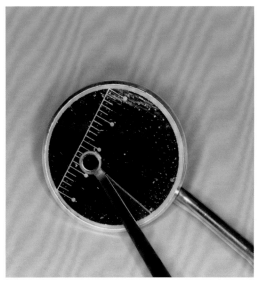

图 9-12　显微口镜与普通口镜的比较

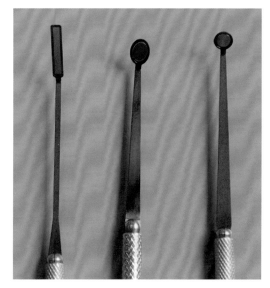

图 9-13　三种不同形状的显微口镜

4. 倒充填器械和抛光器械　图 9-14 所示的是三种不同角度的倒充填器械,它们尖端弯曲的长度是 3mm,与超声倒预备工作头的长度一致,不同角度的倒充填器可将倒充填材料充填入不同方向的牙根尖部。图 9-15 所示的是两种倒充填时使用的抹平抛光器械,它们分别为柳叶状和球形,用于倒充填完毕时将尖端的材料抹平。

5. 其他器械　显微根尖手术可能用到的其他器械包括显微持针器、剪刀和吸引器(图 9-16~ 图 9-18)。

6. 牙科显微镜和超声治疗仪　牙科显微镜可观察到根尖部的细微情况,如侧支根管的开口、根尖部的峡区,并可记录牙科显微镜下所见;同时医师头部可保持直立,从而减轻医师颈部的压力(图 9-19)。最重要的是医师通过牙科显微镜扩展了视野,从而可以更加细致地治疗,提高成功率,使许多原本要拔除的患牙得以保留。

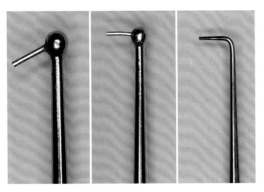

图 9-14　三种不同角度的倒充填器

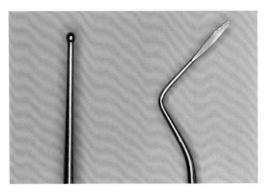

图 9-15　抹平抛光器械

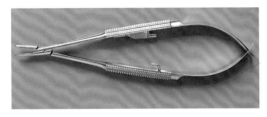

图 9-16　显微持针器

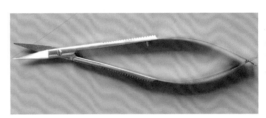

图 9-17　剪刀

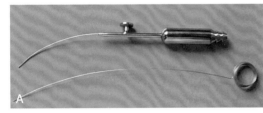

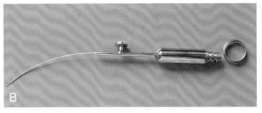

图 9-18　显微根尖手术吸引器
A. 使用状态　B. 清洗状态

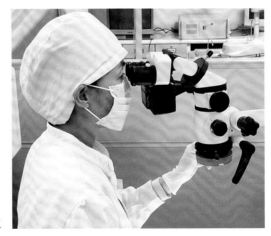

图 9-19　医师头部保持直立

目前使用广泛的超声治疗仪包括 P-5（Satelec）、EMS Miniendo（Analytic Endo）和 Spartan（Spartan/ObTura）。图 9-20 所示的是 Spartan 的超声倒预备器械,这些倒预备器械具有不同的角度,适用于不同的牙位,但具有一个共同的特点是尖端弯曲的部分都是 3mm。

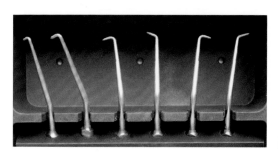

图 9-20　超声倒预备器械

<h2 style="text-align:center">三、基 本 步 骤</h2>

显微根尖手术的基本步骤包括术前准备、麻醉、翻瓣、截根、倒预备、倒充填、缝合和术后复查。

（一）术前准备

术前最好拍 CBCT 以了解患牙牙根的数目、长度、根尖的位置以及与邻近组织的关系。还要对患者进行术前谈话并签署知情同意书,向患者解释进行根尖手术的原因、过程、术后反应、并发症和预后,在获得患者的理解之后再进行手术。

术前医师应详细询问患者的系统病史、过敏史。对于严重的系统性疾病,如严重的糖尿病、心血管疾病、血液系统疾病等应先请相应的内科医师会诊。对于有感染性心内膜炎、风湿热、异常或损伤的心瓣膜病、器官移植等病史的患者术前应给予抗生素。

（二）麻醉和止血

良好的麻醉效果是根尖手术的基本条件,而最有效的止血是显微根尖手术的重要条件之一。

1. 术前阶段　在患者身体条件允许的情况下,应使用含肾上腺素的局麻药物。无论使用何种麻醉方式,均必须在手术区域进行浸润麻醉才能达到有效的止血效果。

（1）上颌牙的麻醉方式:①上颌前牙区的麻醉方式:在患牙根尖相对应的前庭沟及近中和远中的牙根处进行浸润麻醉,同时辅以鼻腭神经阻滞麻醉;②上颌后牙区的麻醉方式:在患牙根尖相对应的前庭沟及近中和远中的牙根处进行浸润麻醉,同时辅以腭大孔附近的浸润麻醉。

(2) 下颌牙的麻醉方式:下牙槽阻滞麻醉以及患牙根尖相对应的前庭沟及近中和远中的牙根处进行浸润麻醉,患牙的舌侧也需要进行浸润麻醉。

2. 术中阶段　是显微根尖手术中经常需要解决的问题,截根后骨腔的止血可以通过如下方式进行:将一个蘸满肾上腺素的棉球放入骨腔,然后再放入 3~4 个干棉球,用钝头器械压紧棉球数分钟,除去干棉球,保留其下的肾上腺素棉球,可以有效地保持骨腔内的清晰视野。

3. 术后阶段　在瓣膜缝合后,用一块湿的无菌纱布覆盖住缝线,加压 10 分钟;然后拿开纱布;用冰袋对患者面颊的相应部位进行冷敷 1 天。同时应嘱咐患者,如果出现出血不止的情况应及时就医。

(三) 瓣的设计

合理的瓣设计可以为根尖手术提供足够的手术入口和确保术后愈合良好。瓣的切口包括水平切口和垂直切口,根据水平切口可将瓣分为以下 4 类:

1. 龈沟内瓣　水平切口从龈沟延展至牙槽骨的牙周韧带纤维,同时分离颊舌侧的龈乳头;垂直切口应有足够的深度,并且尽量沿着牙根的隆起处。水平切口配两道垂直切口为矩形瓣;水平切口辅以一道垂直切口为三角形瓣。

龈沟内瓣可为口腔中所有牙位提供良好的视野,矩形瓣(图 9-21)更适宜用于前牙区,尤其是牙根较长的患者。三角形瓣(图 9-22)比较适用于后牙区,需要注意的是对于下颌第一磨牙的根尖手术,垂直切口应位于第一前磨牙的近中或远中,以避开第二前磨牙根尖部的肌肉附着和颏孔。

2. 扇形瓣　水平切口位于附着龈上,至少保留 2~4mm 的附着龈(图 9-23),切口的方向与皮质骨成 45° 角,这样可以最大限度地扩大切开面,利于缝合。扇形瓣最适用于美容区域,特别是已做冠修复的患牙。

3. 龈乳头基底瓣　该瓣的水平切口保留了龈乳头,先在龈乳头的基底处垂直切开上皮及结缔组织,深约 1.5mm,然后将手术刀刃部向牙根根尖方向倾斜,与牙体长轴几乎平行,切至牙槽嵴顶(图 9-24)。

4. 半月形瓣　水平切口位于牙槽黏膜上(图 9-25)。半月形瓣在过去曾被广泛使用,但是由于不能提供良好的手术入口以及留下瘢痕等原因,现已少用。

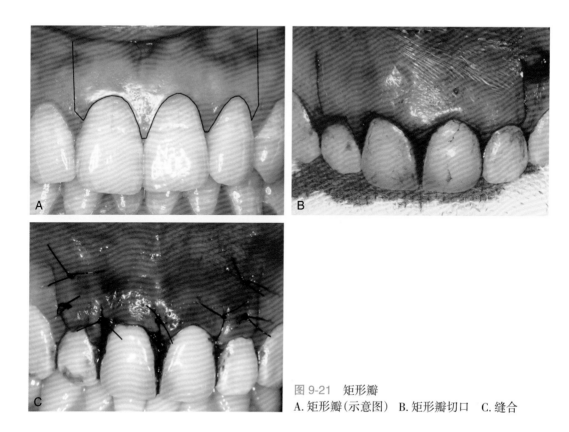

图 9-21 矩形瓣
A. 矩形瓣(示意图) B. 矩形瓣切口 C. 缝合

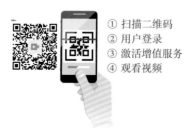

① 扫描二维码
② 用户登录
③ 激活增值服务
④ 观看视频

视频 40 前牙根尖手术

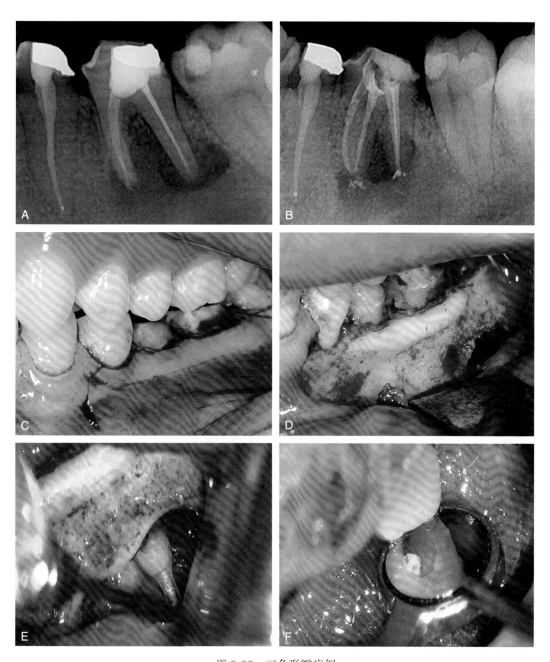

图 9-22　三角形瓣病例

A. 术前根尖较大暗影　B. 根管再治疗效果不好　C. 三角形切口　D. 翻瓣　E. 截根后超声倒预备　F. 倒预备完成

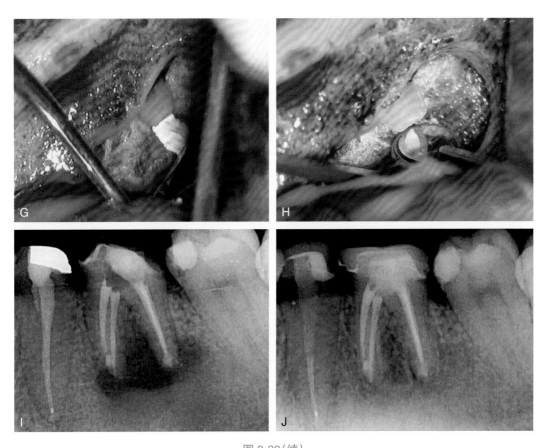

图 9-22(续)

G.MTA 倒充填　H.倒充填完成　I.术后 X 线片　J.术后 2 年复查,暗影消退

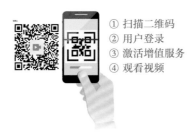

① 扫描二维码
② 用户登录
③ 激活增值服务
④ 观看视频

视频 41　后牙根尖手术

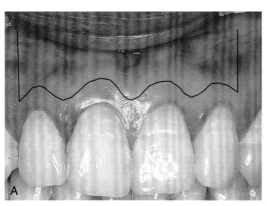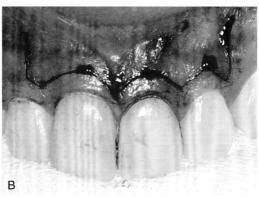

图 9-23 扇形瓣
A. 扇形瓣（示意图） B. 扇形瓣切口

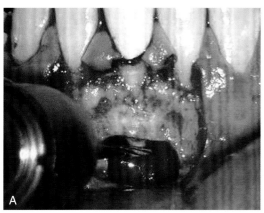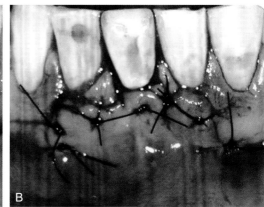

图 9-24 龈乳头基底瓣
A. 龈乳头基底瓣切口 B. 缝合

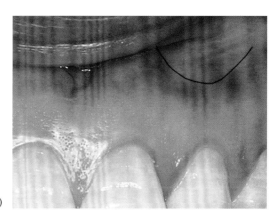

图 9-25 半月形瓣（示意图）

(四) 去骨

用骨膜剥离器翻开黏骨膜瓣后需暴露病变的根尖。当根尖区骨皮质完整时,可在定位的根尖区使用显微探针探查或磨除少量皮质骨再行探查,通常可探查到根尖。去骨时应在冷却水下使用慢速球钻进行,如果治疗椅的供水系统不能达到无菌,可由助手用注射器滴水进行冷却。

显微根尖手术骨腔的大小只需要略大于超声倒预备器械即可,即直径约 4mm 就已足够(图 9-26)。有时也可行骨窗术,以减少骨的去除和增加手术视野(图 9-27)。

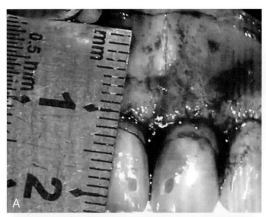
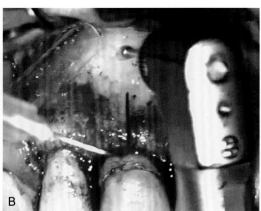
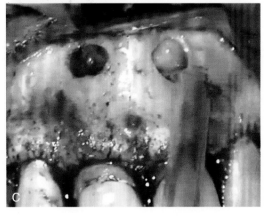

图 9-26　去骨病例
A.定位根尖区　B.冷却水下用慢速球钻去骨
C.去骨完成

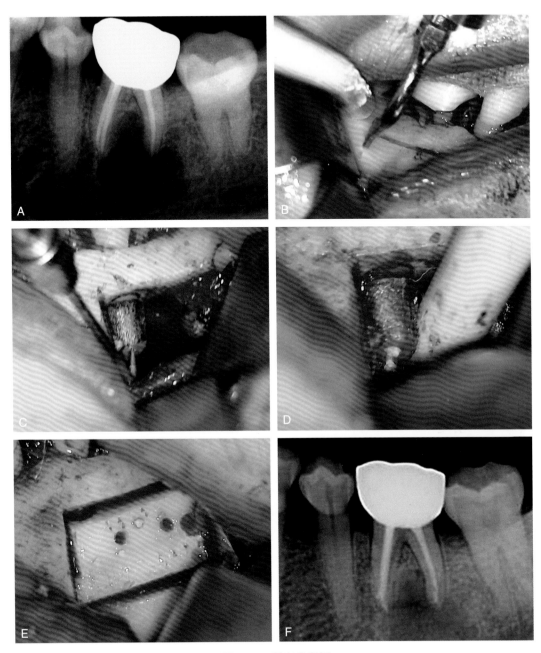

图 9-27　骨窗术病例

A. 术前 X 线片　B. 超声骨刀开窗　C. 根尖倒预备　D. 根尖倒充填　E. 骨块复位　F. 术后 3 个月复查

（五）截根

根尖周围的肉芽组织去除干净后，用反角手机高速裂钻在喷水下截根（图9-28）。研究显示如果截去牙根1mm，可减少52%的根尖分歧和40%的侧支根管；如果截去2mm，对应减少78%的根尖分歧和86%的侧支根管；如果截去3mm，可减少93%的根尖分歧和98%的侧支根管，因此在牙根长度允许的情况下，可截去3mm的牙根。截根的角度应尽量垂直于牙根长轴，这样可减少暴露的牙本质小管和侧支根管（图9-29）。

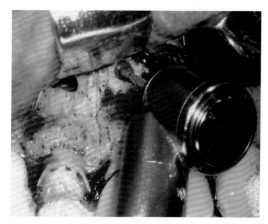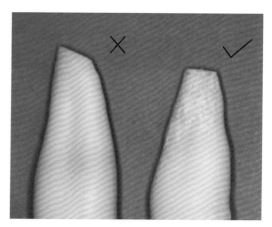

图 9-28　反角手机高速裂钻截根　　　　图 9-29　截根的角度应尽量垂直于牙根长轴

截根后的断面使用亚甲蓝染色，生理盐水冲洗后吹干，用显微口镜在高倍镜下进行观察，经常可以看到充填材料与根管壁之间的微渗漏、根管之间的峡区、遗漏根管或截面上的裂纹（图9-30）。

（六）倒预备

根尖部倒预备的目的是将根尖部的根管清理成形，从而让倒充填材料封闭根尖部的根管系统。显微根尖手术中可使用超声工作尖进行根管的倒预备，超声工作尖的长度通常为3mm，倒预备的长度也应达到3mm（图9-31）。

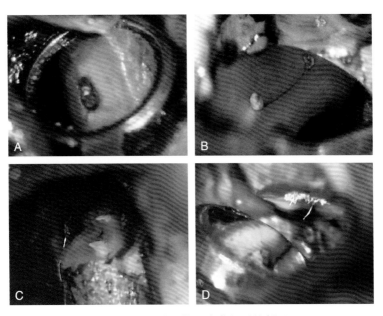

图 9-30　显微口镜观察截根后的断面
A. 微渗漏　B. 峡区　C. 根管遗漏　D. 裂纹

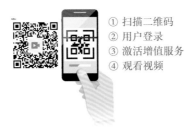

① 扫描二维码
② 用户登录
③ 激活增值服务
④ 观看视频

视频 42　MTA 的采取

(七) 倒充填和缝合

在显微根尖手术中,推荐使用 MTA 和生物陶瓷材料作为倒充填材料。倒充填时应尽量充满、压实、抹平。最后,垂直切口可使用间断缝合技术,水平切口可使用间断缝合技术或悬吊缝合技术(图 9-31)。

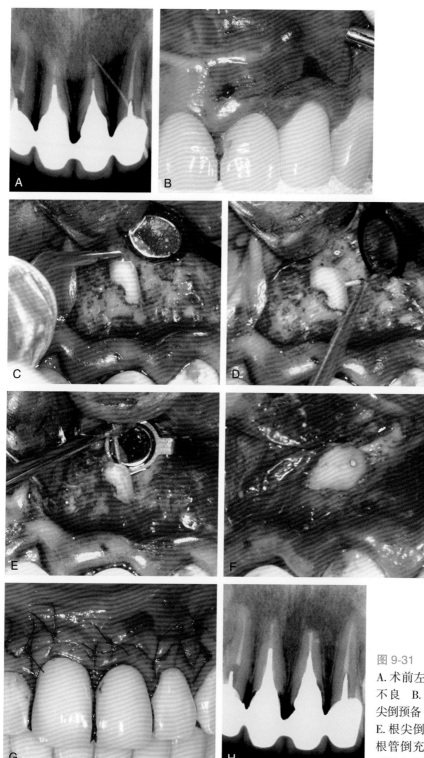

图9-31 根尖手术病例
A.术前左侧上颌中切牙根充
不良 B.扇形瓣切口 C.根
尖倒预备 D.侧支根管倒预备
E.根尖倒充填 F.MTA侧支
根管倒充填 G.缝合 H.术
后根尖及侧支根管倒充填完好

（王 茜 张 睿）

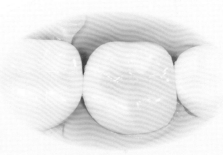

第十章

根管治疗后的牙体修复

　　根管治疗的目的就是最大限度地保存和维护牙的功能和美观。根管治疗后的患牙大多有较严重的牙体缺损,容易发生冠根折裂。成功的根管治疗还必须有良好的牙体修复来恢复患牙的外形和功能,完成冠向封闭,保护根尖周组织的健康。

一、前牙根管治疗后的牙体修复

（一）保存有大部牙冠组织的前牙

根管治疗后的前牙，若患牙没有变色，只有开髓孔和少量的牙体缺损，可以采用复合树脂直接修复或断冠粘接修复。这样的患牙如果选择全冠或者桩核冠修复，可能会因为在进行牙体或桩腔预备时削弱牙体组织，反而降低了患牙的强度，不利于患牙的长期保留。

1. 常规复合树脂修复　去净髓室内的牙胶，采用玻璃离子和复合树脂双重充填封闭，避免冠渗漏（图 10-1）。缺损处可采用分层复合树脂系统，选用牙本质色和牙釉质色分层充填，恢复缺损牙体组织形态，达到美观的效果（图 10-2）。

2. 断冠粘接修复　适用于冠中 1/3 处的冠折和冠中 1/3 处斜向龈下 2mm 以内的冠根折，它是一种简便易行的过渡性治疗方法。如果冠折在牙龈以下则需要行牙龈成形术或使用排龈线暴露龈下边缘。通常对剩余牙体组织及断片牙面进行酸蚀处理，涂布粘接剂，然后可采用树脂水门汀将断冠粘接起来。如果断端波及冠下 1/3 处，可采用成品桩，最好是纤维桩作为连接两段的支柱。由于离体的断端容易脱水，在粘固之前需采用生理盐水或牛奶等浸泡，刚完成粘接时，牙体组织会有一定的色差，但是经过数天口腔环境的润湿，牙体颜色能够完全复原（图 10-3）。

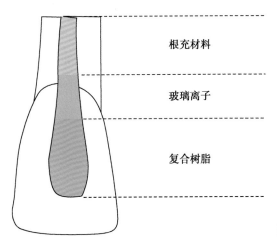

根充材料

玻璃离子

复合树脂

图 10-1　双层封闭

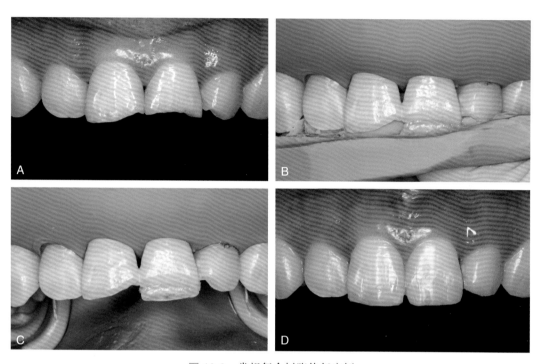

图 10-2 常规复合树脂修复病例
A. 修复前 B. 硅橡胶导板制作背板 C. 树脂分层修复 D. 修复后

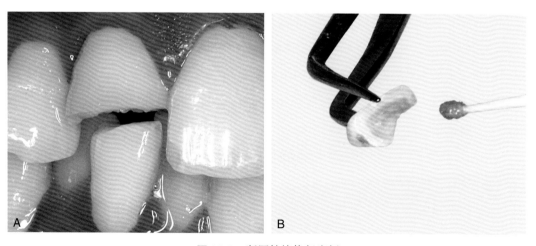

图 10-3 断冠粘接修复病例
A. 修复前 B. 涂布粘接剂

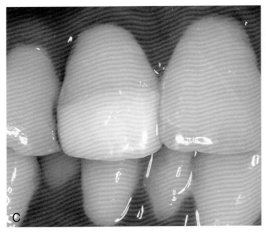 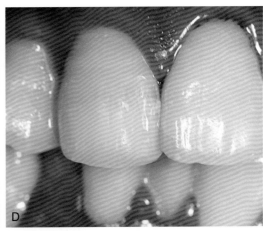

图 10-3（续）

C. 即刻修复　　D. 修复后 3 天

（二）保存有完整边缘嵴、牙冠着色的前牙

1. 漂白治疗　对根管治疗后牙冠着色的患牙,漂白治疗是一种替代冠修复的保守方法。研究显示,只要掌握适应证和正确的漂白方法,5 年成功率可以达到 90% 以上。漂白方法主要为内漂白法,诊室内漂白常用的漂白剂是 30%~35% 的过氧化氢液、3%~15% 过氧化脲和过硼酸钠等,其操作步骤如下:①比色:比色板比色,术前术后拍照记录,供医师和患者参考和对比;②隔离:在目标牙对应的牙龈上涂防护剂,使用橡皮障隔离;③髓室(储药腔)的预备:去除根充材料至釉牙骨质界,玻璃离子垫底作为保护层,球钻去除髓腔内薄层着色的牙本质,乙醇清洁髓腔,冲洗,吹干;④漂白剂放入髓室,暂封剂封闭;⑤患者 1 周后复诊,如需要可重复 2~3 次;⑥漂白结束后,可在储药腔内封氢氧化钙,中和多余的漂白剂,1~2 周后复合树脂永久充填。临床病例见图 10-4。

2. 贴面修复　可用于根管治疗后轻度着色的前牙或伴有牙体部分缺损的前牙,缺损一般不要超过牙冠的 1/3。根据贴面制作方式的不同,可分为直接贴面修复和间接贴面修复;按贴面材料的不同,可为复合树脂贴面和瓷贴面(图 10-5)。

（三）牙体严重缺损的前牙

当牙体缺损不小于 1/2,且牙本质肩领完好、咬合情况正常时,可采用树脂恢复缺损,然后全冠修复(图 10-6)。若患者有夜磨牙或Ⅲ度深覆𬌗时,建议先放置纤维桩,再行全冠修复。

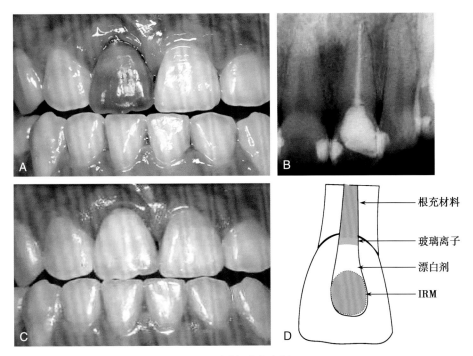

图 10-4 漂白治疗病例

A. 漂白前　B. X 线片　C. 漂白后　D. 漂白剂放置与髓腔封闭

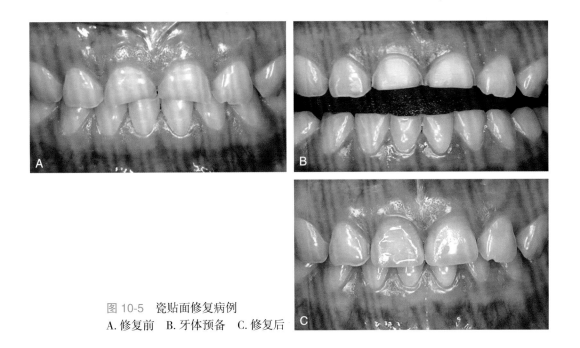

图 10-5 瓷贴面修复病例

A. 修复前　B. 牙体预备　C. 修复后

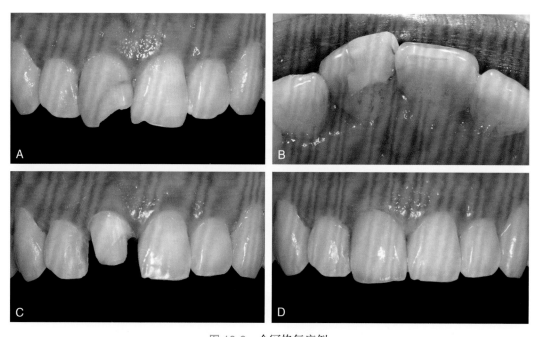

图 10-6　全冠修复病例

A. 牙体组织缺损唇侧观　B. 牙体缺损舌侧观　C. 替换旧充填材料并行牙体预备　D. 全冠修复后

　　当根管治疗后的前牙剩余牙体组织量小于 1/2 时，剩余牙体组织不能为冠修复提供足够的固位形和抗力形，则需要使用桩来连接根部与冠部的核，为冠修复提供基础，从而恢复牙的外形美观和功能（图 10-7）。

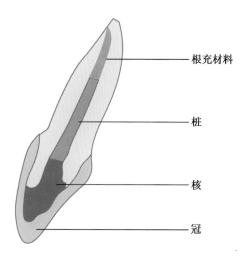

根充材料

桩

核

冠

图 10-7　桩核冠

1. 桩核制作的考虑因素

(1) 桩的材质:桩通常按材料可分为金属桩和非金属桩。常用金属桩系统的材料有不锈钢桩、镀金的铜桩、钛桩或钛合金桩和金合金桩等。不锈钢桩中的镍致敏问题,镀金铜桩的腐蚀问题均限制了它们的使用;钛和钛金属桩由于生物相容性好,腐蚀性低引起人们的关注;金合金作为铸造桩的首选材料已经使用很多年,取得了很好的临床效果。但是随着人们对美观需求的进一步提高,全瓷修复的兴起,铸造桩也面临挑战。

非金属桩有瓷桩和纤维树脂桩。纤维桩的特点是美观,透光性好,弹性模量与牙本质相近,韧性好,不易腐蚀,生物相容性好,无致敏性,不影响磁共振成像,当牙根需要再治疗时易取出。

(2) 桩的长度:很多学者对桩的长度设定了标准,桩的长度越长,固位越好,但是过长的桩也会增加侧穿和穿孔的概率。目前,被普遍接受的是保存根尖不少于 4~5mm 的牙胶来维持根尖封闭;桩的长度至少等于临床牙冠的长度或牙根长度的 1/2~2/3 ;在牙槽骨内桩的长度应大于牙槽骨内根长的 1/2。

(3) 桩的直径:桩的直径对桩的固位影响不大,但桩直径过大会增加根侧穿和根折的风险。在保证桩本身强度的前提下,桩的直径越细越好。一般而言,桩不应该超过根径的1/3。下颌切牙桩的直径约为 0.6mm,上颌切牙和尖牙桩的直径约为 1mm,其他牙桩直径约为 0.8mm 是合适的。

(4) 桩的形态:桩的形态有锥形桩、平行桩和末端锥形桩等几种形式,与根管形态相适应的桩常为锥形;桩的表面有光滑、锯齿和螺纹等不同形态;桩的就位方式有被动就位和主动就位。目前常用的是被动就位。

(5) 肩领效应:在桩核冠的制作过程中,尽可能保留冠向或者是牙龈以上的牙体组织。桩核冠的外冠边缘包绕于健康牙体,从冠方到预备的肩台之间围绕牙本质 360° 的金属领圈,形成所谓的"肩领效应"(图 10-8)。许多学者认为肩领对于降低根折起重要作用,冠部剩余 1mm 牙体组织能明显降低桩冠的失败概率;肩领为 1.5mm 和 2.0mm 时牙根的抗折能力明显提高。当然,尽可能预备 1.5mm 以上高度,平行设计的 360° 全包绕牙本质的肩领。

有时,临床上为了得到足够的牙本质肩领,可采用正畸冠向牵引法(图 10-9)或牙冠延长术(图 10-10)。

(6) 桩的粘固:常用的口腔科粘固剂有磷酸锌、聚羧酸锌、玻璃离子和树脂水门汀。磷酸锌是使用时间最长也是最成功的口腔科粘固剂,它比树脂粘固的桩更容易去除,根折的风险少。使用聚羧酸锌和玻璃离子粘固剂主要潜在的危险是微渗漏,而树脂粘固剂因与

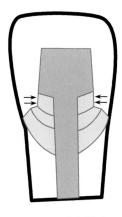

图 10-8　肩领效应

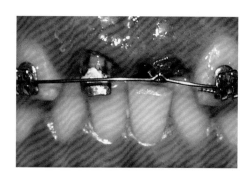

图 10-9　正畸冠向牵引法

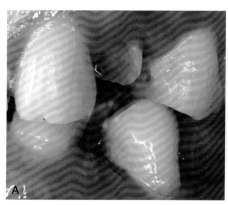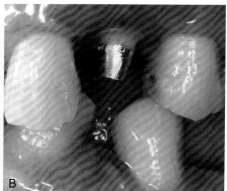

图 10-10　牙冠延长术
A. 术前　B. 术后

牙本质有粘接性,使之在临床应用越来越广泛。但如果根管治疗失败要取出用树脂粘固的金属桩将十分困难,不仅费时,而且存在根折的风险。然而树脂粘固的纤维桩就避免了这样的问题,取出的难度相对较低。

（7）核的成形:剩余牙体组织不足时,核很有必要。核为余留牙体提供足够的固位形和抗力形。最常用的核材料有铸造金合金、银汞、树脂以及玻璃离子。树脂的美观效果优良,尤其在前牙全瓷修复。体外试验发现,只要存在高度 2mm 以上以及厚度 1mm 以上的肩领,材料的不同对修复效果没有显著性影响。

2. 常用桩核系统的制作步骤

（1）冠部牙体的预备:去除残冠、残根表面的龋坏组织,修整薄壁弱尖。如果采用间接法制作桩核,还必须去除影响桩核就位的倒凹。

（2）桩腔的预备：虽然加热法和化学法去除牙胶对根尖封闭的影响较小，但临床上多采用机械法去除牙胶。建议使用末端没有切削功能的车针来去除牙胶，如 G 钻或 Peeso Reamer 钻，然后再使用与选用桩相匹配的序列 Parapost 成形钻整形桩腔（图 10-11）。一般先从细小的车针如 1 号 G 钻开始，逐步加大直径，直到没有牙胶从根内溢出；然后从最小的桩成形钻开始，逐步加大，直到与选用的桩匹配的成形钻。如果是冷牙胶侧方加压的根管治疗，在去除牙胶时需要特别小心。联合使用加热法和机械法，可以明显降低根管侧穿的概率。

（3）铸造桩核制作

1）直接法

①用蜡制作桩核蜡型：在根管内与根面上涂一薄层液体石蜡，选合适的蜡条烤软插入根管内，尽量充满根管，用一金属丝烤热后插入到蜡的中央直达预备的根管最底部，待蜡硬固；然后将金属丝连同桩的蜡型拔出，检查蜡型是否完整，再重放回根管内，用蜡刀熔蜡，逐渐堆塑出核部蜡型，按预备体要求修复；待蜡型冷却后取下，检查根面，符合要求后，送技工厂进行包埋铸造（图 10-12）。

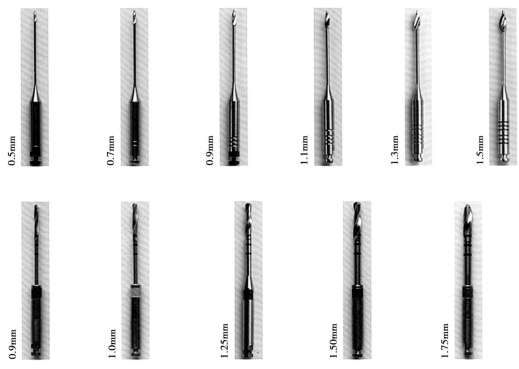

图 10-11　G 钻（上）和 Parapost 成形钻（下）

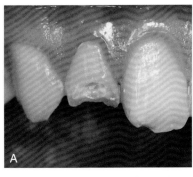
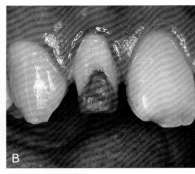
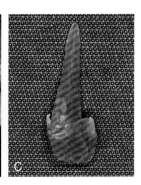

图 10-12 铸造桩核制作（蜡直接法）
A.修复前 B.口内完成桩核蜡型 C.桩核蜡型

② 用自凝树脂制作桩核铸型：根据根管的长度和直径选磨一根直径合适的自凝树脂棒，作为类似牙胶充填时的主尖；再将磨好的树脂小棒蘸自凝牙托水溶胀后，表面涂布黏丝后期的自凝树脂，插入涂好液体石蜡的根管内，同时在根面堆塑出冠核的形态；待树脂处于橡胶期时将树脂小棒从根管内缓慢取出数次，检查桩的长度及完整性；然后放回根管内，保持其稳定至树脂凝固后取出，初步修整；再次将树脂桩核放回根管内原位置，按全冠牙体预备要求制备牙体和桩核。

2）间接法：将印模材注入根管内，插入起加强作用的金属丝，金属丝上最好涂布印模材托盘粘接剂；再将印模材通过螺旋输送器送入根管，同时用印模材注满根面，用装满印模材的托盘制取印模；然后用超硬石膏灌模，在工作模型上制作桩核蜡型（图 10-13）。

3）冠修复：经过直接法或者间接法制作完成铸造金属桩核，在临床上试戴并通过粘接固定在基牙上，在此基础上进一步制作完成冠修复体，从而完成对牙体重度缺损的修复和重建（图 10-14）。

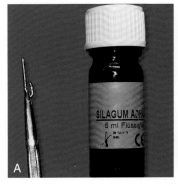
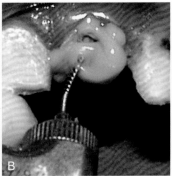
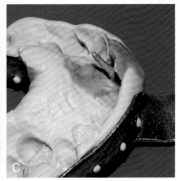

图 10-13 铸造桩核制作（间接法）
A.涂布粘接剂的金属丝 B.螺旋输送器送入流动型硅橡胶印模材 C.印模桩腔

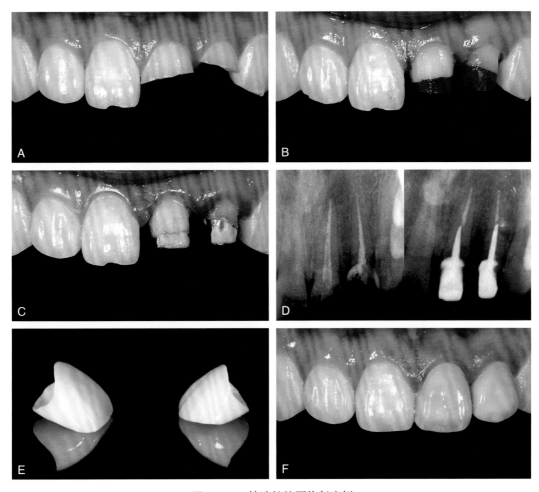

图 10-14　铸造桩核冠修复病例

A. 修复前　B. 口内完成桩核铸型　C. 铸造桩核戴入　D. 铸造桩核戴入后 X 线片　E. 全瓷冠　F. 铸造桩核冠修复完成

　　（4）预成桩核制作：以非金属桩中的纤维桩核为代表介绍其临床制作过程，并在制作纤维桩核基础上完成冠修复（图 10-15）。

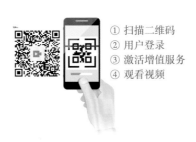

① 扫描二维码
② 用户登录
③ 激活增值服务
④ 观看视频

视频 43　纤维桩核制作

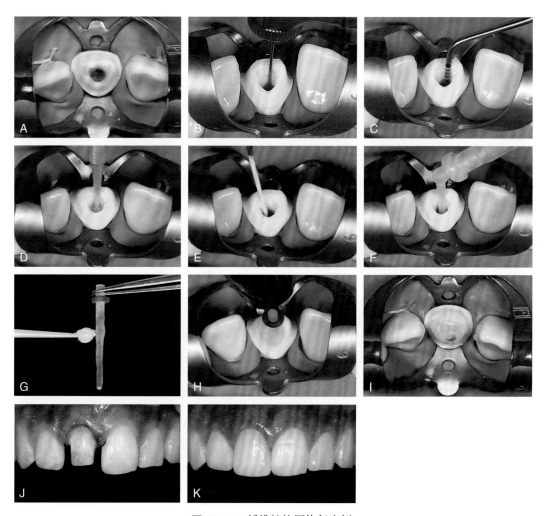

图 10-15 纤维桩核冠修复病例
A.橡皮障隔离患牙 B.G 钻及纤维桩成形钻进行桩腔预备 C.测量桩腔的深度 D.涂布自酸蚀粘接剂 E.纸尖吸除多余的粘接剂 F.注入成核树脂 G.纤维桩上涂布粘接剂 H.纤维桩就位 I.纤维桩核完成 J.核唇面观 K.纤维桩核冠修复完成

1）适应证：残根或残冠上剩余牙体组织至少在龈上 1.5~2mm；患牙咬合关系正常；根管较粗大，适用于上颌中切牙和上、下颌尖牙，甚至前磨牙。

2）桩腔预备和处理：桩腔预备基本同前，先用 G 钻去除根管内相应深度的牙胶、糊剂等充填物，保留至少 3~5mm 的根充物以确保良好的根尖封闭。选用与纤维桩配套的同一型号的桩腔预备钻进行桩腔预备。纤维桩的粘接最好选择自酸蚀粘接系统，可以避免酸蚀剂的残留。如果使用的是全酸蚀粘接剂，最好先用 37% 的磷酸酸蚀剂对根管壁进行酸蚀，然后用根管冲洗注射器装清水彻底冲洗，用纸尖干燥；再在根管内壁涂布牙本质粘接剂。

3）纤维桩表面处理：将选好的纤维桩插入桩腔内就位适合后，确定需要的桩长度。可采用一些物理、化学的处理方法处理纤维桩表面，以提高纤维桩与树脂粘固剂及树脂核材料之间的粘接强度。①物理处理方法：如椅位旁喷砂、打磨等，这些可以增加纤维桩表面的粗糙度和粘接面积，促进纤维桩与树脂粘固剂之间的粘接强度；②化学处理方法：目前使用较多的是用于瓷表面处理的硅烷偶联剂或树脂表面活化剂，通过提高纤维桩表面润湿性及其与树脂材料的化学匹配性来发挥作用。

4）纤维桩的粘固：树脂粘接材料最好选用产品自带的自动混合枪头进行混合注入根管内，避免用螺旋输送器在根管内转动，否则会导致树脂提前固化。然后在纤维桩表面涂布一层混合均匀的树脂粘固剂，将纤维桩插入根管内就位，用毛刷去除从根管内挤出的多余的粘接材料，光固化灯从多个不同的角度进行光照，确保粘接材料充分固化。

5）核的成形：在桩粘接的时候将粘接材料沿桩的根管口外端堆附，大致形成核的形状，最后用车针按基牙预备的要求修改外形。

6）冠修复：纤维桩树脂核的制作为后续的冠修复提供了固位的保障，在此基础上进一步完成冠修复。

二、后牙根管治疗后的牙体修复

后牙要承受较大的咬合力，研究发现根管治疗后行覆盖𬌗面修复体的牙，其远期的疗效要明显好于没有进行咬合保护的牙。因此，通常建议根管治疗后的后牙采用覆盖全部咬合面的修复（图 10-16）。

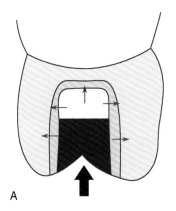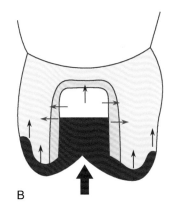

图 10-16　不同的咬合力
A. 咬合力作用下的后牙剩余牙体组织承受较多的拉应力，𬌗面劈裂风险较高
B. 覆盖全𬌗面的高嵌体上咬合力分散，存在较多的压应力，𬌗面劈裂风险较低

（一）保留有足够牙体组织的后牙

1. 复合树脂修复　当咬合关系正常、咀嚼习惯良好、牙体组织缺损很小（图 10-17）或微创开髓时（图 10-18），可采用复合树脂直接修复根管治疗后的后牙。

2. 高嵌体修复　根据制作嵌体材料不同可分为合金嵌体、树脂嵌体和瓷嵌体（图 10-19）。

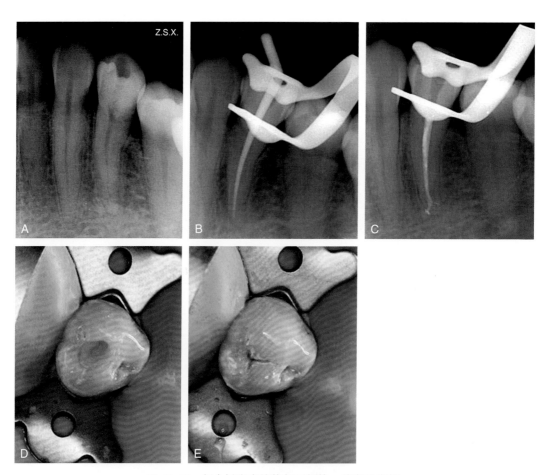

图 10-17　复合树脂直接修复下颌第一前磨牙病例
A. 术前 X 线片　B. 试尖　C. 根充　D. 流动树脂封闭　E. 复合树脂修复

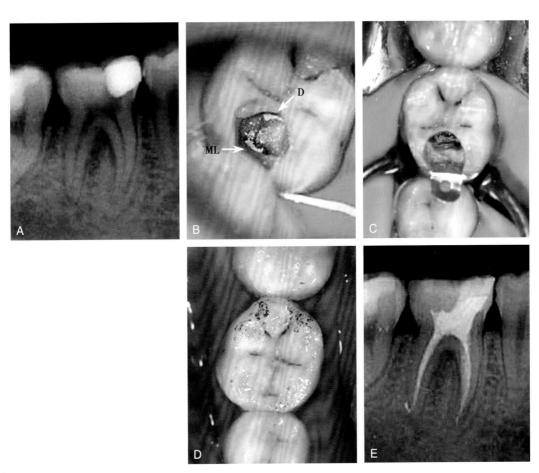

图 10-18　复合树脂直接修复下颌第一磨牙病例
A. 术前 X 线片　B. 根充　C. 安置成形片　D. 树脂修复　E. 术后 X 线片

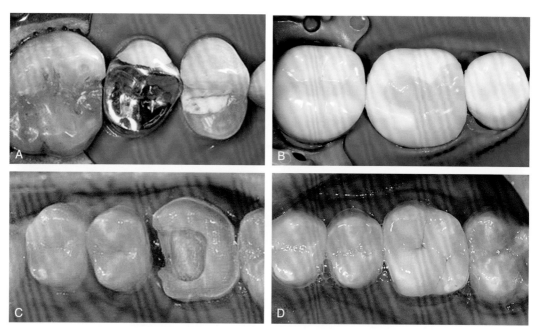

图 10-19　嵌体修复病例

A.金属嵌体　B.复合树脂嵌体　C.嵌体的牙体预备　D.全瓷嵌体修复

3. 全冠修复　全冠修复是后牙根管治疗完成后最常用的修复形式。隐裂牙或牙体部分缺损的患牙在根管治疗过程中必须首先选用铜圈或正畸带环粘固在患牙上,增加患牙结构的强度和完整性,预防患牙在治疗过程中的折裂,同时也有利于根管治疗中和治疗完成后患牙冠向的封闭(图 10-20)。

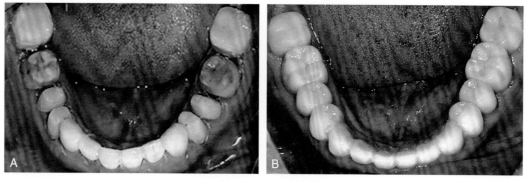

图 10-20　全冠修复病例

A.牙体预备　B.全冠修复完成

（二）保留很少牙体组织的后牙

磨牙由于牙体组织较多、髓腔较大，一般可以为核提供固位，因此多数不需要桩来提供固位力。前磨牙由于牙体组织较少、髓腔较小，不足以为核提供固位，故多需要桩来提供固位。

桩的长度是影响桩核固位的重要因素，对于单根管牙来说，桩越长固位越好。由于磨牙根管数目多、方向分布不同，且磨牙的牙根相对短而弯，在其内预备较长的桩易引起侧穿。因此单根前牙的桩核修复理论及技术不能完全适合多根磨牙所需的固位和抗力要求，磨牙桩核最大固位力的获得需采用多根管桩核技术，其桩的长度一般只有根长的 1/3~1/2，约 4~6mm。有学者建议桩长度不超过 7mm，否则可能增加侧穿的风险。

后牙桩核的制作基本同前牙，只是在间接法制作铸造桩核时，需注意后牙就位道不一致的多根管可以采用分裂桩核的方法制作桩核（图 10-21）。铸型完成后常规包埋、铸造、打磨、抛光，口内试戴和粘固。

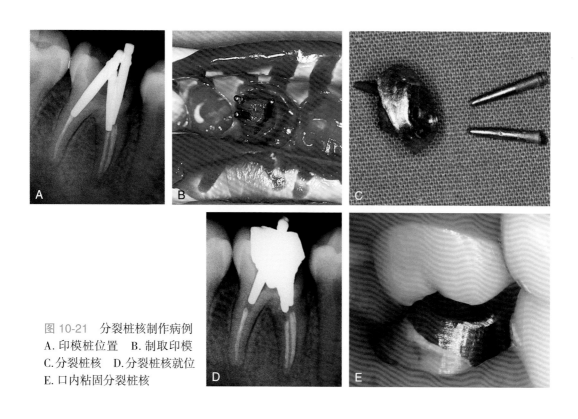

图 10-21 分裂桩核制作病例
A.印模桩位置 B.制取印模
C.分裂桩核 D.分裂桩核就位
E.口内粘固分裂桩核

　　银汞桩核是后牙桩核系统中一种简便易行、效果肯定、价格低廉的方法（图 10-22）。它无需过多制备根管，不易造成根折，适用于根管较粗大，髓腔深，髓室有一定牙本质厚度的后牙。有时后牙牙体缺损严重但有一个根管较粗大，其他根管由于弯曲或不能去除足够深度的充填物，限制桩的放置，可将预成桩与银汞核混合使用。

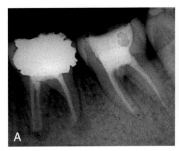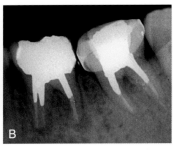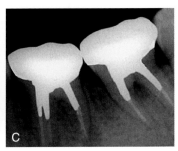

图 10-22　银汞桩核病例
A.根管治疗后　B.银汞桩核完成　C.全冠完成

三、基牙根管治疗后的牙体修复

　　根管治疗后的患牙作为固定桥基牙的应力分布明显不同于单颗牙受力的应力分布，它更易于折断，因此建议使用桩核（图 10-23）。最近的研究也表明根管治疗后的患牙如果作为活动义齿的基牙，也必须安放桩核。

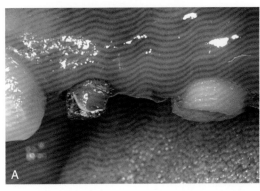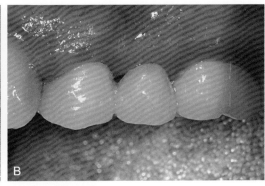

图 10-23　基牙根管治疗后的修复病例
A.基牙桩核系统修复　B.固定桥修复

（黄　翠　王亚珂　梁珊珊）

第十一章

C 形根管系统的诊疗

    根管横断面呈 C 形的根管称为 C 形根管。C 形根管经三维重建后，远比传统概念复杂，也对临床根管治疗提出了巨大的挑战。C 形根管最常发生于下颌第二磨牙，但最近的研究发现 C 形根管也可发生于其他牙，如上颌第一前磨牙、上颌第一磨牙等。

    由于 C 形根管系统的形态从根管口至根尖区均可发生巨大变化，因此，C 形根管系统的术前诊断、牙髓摘除、根管预备和根管充填均较一般的根管治疗更为困难。牙科显微镜和根管内镜的使用有助于 C 形根管系统的诊疗。

一、C形根管发生率

C形根管发生率因人种而异,目前观察较多的是下颌第二磨牙(表 11-1)。

表 11-1 下颌第二磨牙 C 形根管发生率

观察对象	发生率
美国人	2.7%
沙特阿拉伯人	10.6%
泰国人	10.0%
黎巴嫩人	22.4%
中国人	31.5%
韩国人	33.0%

二、C形根管形态及其传统分类

与传统根管形态概念不同,C 形根管形态从根管口到根尖有很大变异(图 11-1)。有些断面呈 C 形,有些又呈分号形,有些断面仅呈点状。

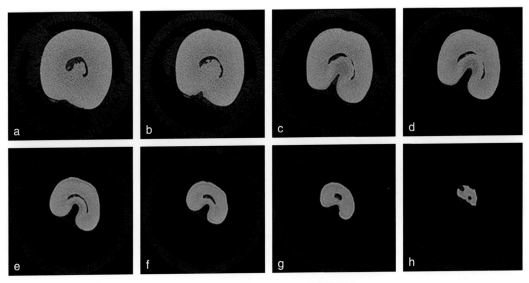

图 11-1 下颌第二磨牙 C 形根管形态
可见从根管口到根尖(a~h)可发生巨大变化

Melton 基于组织学研究结果,将 C 形根管分为 3 种类型:①C1 型:表现为连续的 C 形,近舌根管和远中根管口通常为圆形,而近颊根管口呈连续的条带状连接在它们之间,呈现 180° 弧形带状外观或 C 形外观;②C2 型:表现为分号样,近颊根管与近舌根管相连而呈扁长形,同时牙本质将近颊根管与远中根管分离,远中根管为独立圆形;③C3 型:表现为 2 个或 3 个独立的根管(图 11-2)。

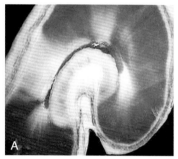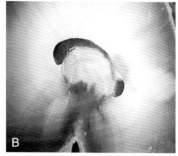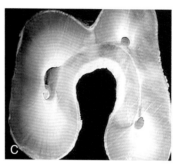

图 11-2　Melton C 形根管分类
A. C1 型　B. C2 型　C. C3 型

三、下颌第二磨牙 C 形根管新分类

传统的 Melton C 形根管分类法虽然深化了对根管结构的认识,但是由于基于组织学的分类,不能指导临床实践。有学者基于 C 形根管 X 线特征,结合显微 CT 扫描结果,提出了一种新的分类方法,便于临床应用。这种分类方法将下颌第二磨牙分为 3 种类型:①Ⅰ型:融合型,X 线片上可见 2 个根管,但在根尖区融合;②Ⅱ型:分离型,X 线片上可见 2 个根管且相互独立;③Ⅲ型:不对称型,X 线片上虽有 2 个根管相互独立,但一长一短,互不对称(图 11-3)。各类型 C 形根管 X 线特征、显微 CT 扫描及重建结果见图 11-4~ 图 11-9。

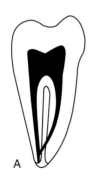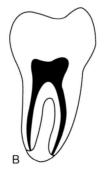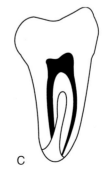

图 11-3　C 形根管的 X 线特征分类
A. Ⅰ型　B. Ⅱ型　C. Ⅲ型

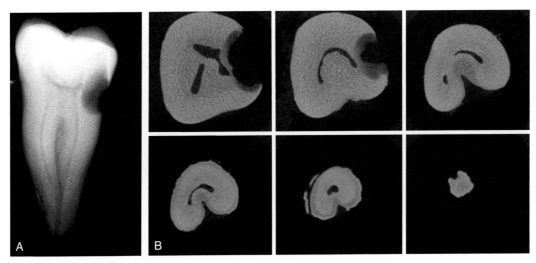

图 11-4　Ⅰ型根管 X 线片及显微 CT
A. X 线片　B. 显微 CT 扫描横断面（依次从根管口到根尖）

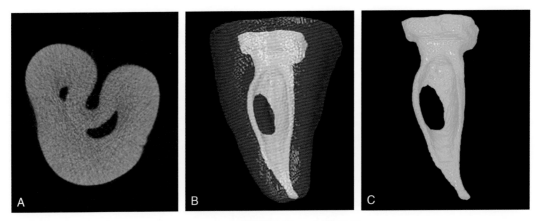

图 11-5　Ⅰ型根管显微 CT 扫描重建
A. 横断面　B. 牙根重建　C. 根管重建

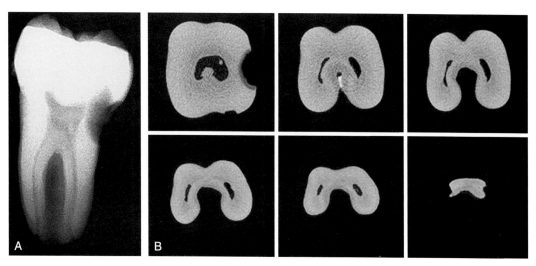

图 11-6　Ⅱ型根管 X 线片及显微 CT
A. X 线片　B. 显微 CT 扫描横断面(依次从根管口到根尖)

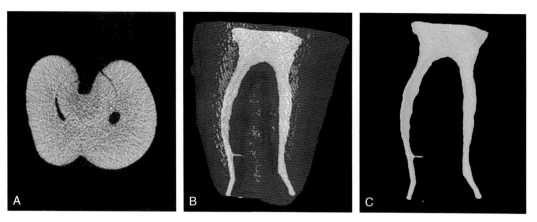

图 11-7　Ⅱ型根管显微 CT 扫描重建
A. 横断面　B. 牙根重建　C. 根管重建

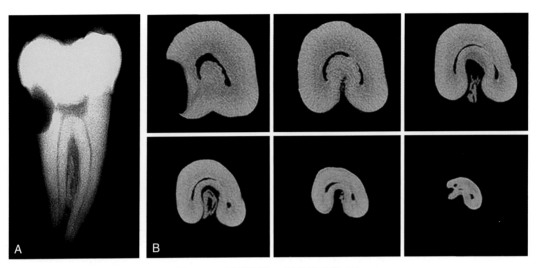

图 11-8　Ⅲ型根管 X 线片及显微 CT

A. X 线片　B. 显微 CT 扫描横断面（依次从根管口到根尖）

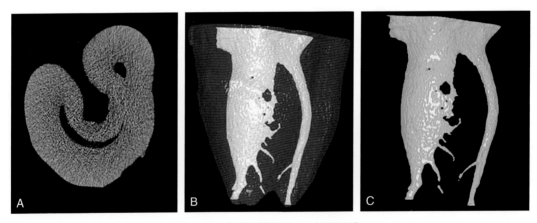

图 11-9　Ⅲ型根管显微 CT 扫描重建

A. 横断面　B. 牙根重建　C. 根管重建

四、C形根管的诊断

C形根管的术前诊断至关重要,这是根管治疗成功的关键。通过 X 线片检查,根据前述的分类标准可以大致作出诊断。观察 X 线片时,下述特征可作参考:具有 C 形根管的牙根多为从冠方至根方具有连续锥度的锥形;方形融合牙根也常提示有 C 形根管存在。少数情况下由于连接近远中两牙根的牙本质峡区过于狭窄,此时 X 线片上仅可看到似为 2 个独立的牙根,但仔细观察 X 线片时可隐约看到两牙根之间有较微密区域。

常规开髓后可在牙科显微镜下看到髓室底有 C 形根管形态,或呈 C 形(图 11-10),或呈分号形(图 11-11)。需参考上述所涉及的 C 形根管分类图进行诊断。

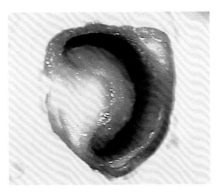 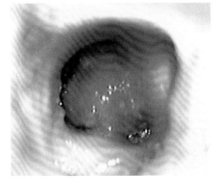

图 11-10　髓室底根管口呈 C 形　　　图 11-11　髓室底根管口呈分号形

五、C形根管的治疗

C 形根管的近舌及远中根管仍可按常规方法做根管治疗,但慎用 G 钻。经 K3 锉预备后有一定效果(图 11-12),但单纯机械预备很难达到预期效果,应辅以化学预备。在橡皮障隔湿条件下,采用 5.25% 次氯酸钠溶液结合超声冲洗是彻底清理峡区的关键。不能使用橡皮障时可使用 1% 次氯酸钠溶液反复多次冲洗,亦具有显著效果。牙科显微镜及根管内镜的使用有助于提高根管预备的质量。

根管充填是 C 形根管治疗成功与否的最重要因素。充填 C 形根管时,近舌及远中根管可以进行常规充填。关于峡区的充填,更适合热牙胶垂直加压充填,这种方法可使牙胶到达根管系统的每个死角(图 11-13~ 图 11-16)。

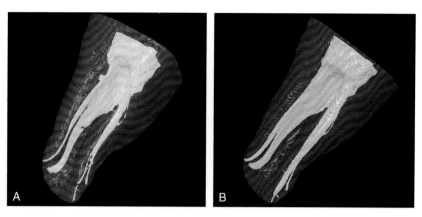

图 11-12　K3 锉预备 C 形根管
A. 预备前　B. 预备后

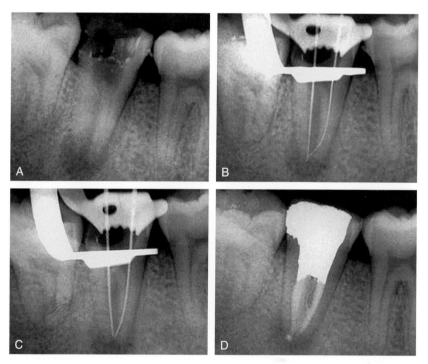

图 11-13　I 型 C 形根管治疗病例 1
A. 初始 X 线片　B. 初尖锉 X 线片　C. 主尖锉 X 线片　D. 充填后 X 线片

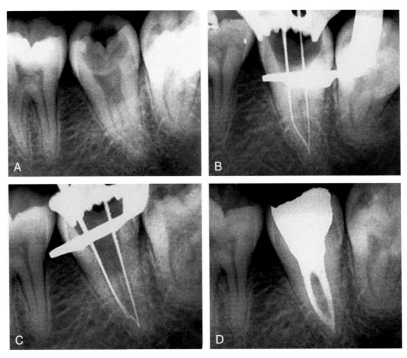

图 11-14 Ⅰ型 C 形根管治疗病例 2
A. 初始 X 线片　B. 初尖锉 X 线片　C. 主尖锉 X 线片　D. 充填后 X 线片

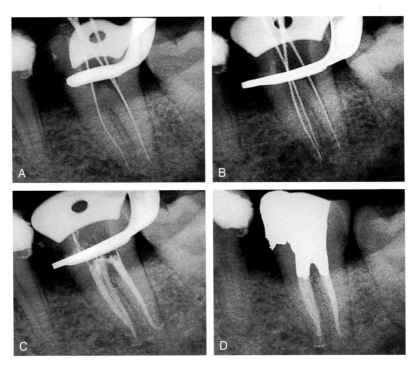

图 11-15 Ⅱ型 C 形根管治疗病例
A. 初尖锉 X 线片　B. 主尖锉 X 线片　C. 根充 X 线片　D. 术后 X 线片

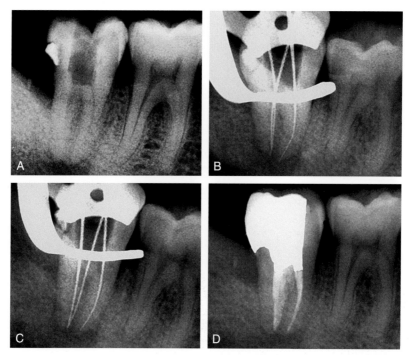

图 11-16　Ⅲ型 C 形根管治疗病例
A. 初始 X 线片　　B. 初尖锉 X 线片　　C. 主尖锉 X 线片　　D. 充填后 X 线片

（樊明文　范　兵）

第十二章

牙内陷的诊疗

　　牙内陷(dens invaginatus)是指在牙发育过程中,牙结构矿化之前牙釉质组织进入牙乳头而产生的发育性畸形,牙冠或牙根表面出现深凹陷,是一种牙形态异常的疾病。不同类型的牙内陷其治疗方法和疗效各异。

一、牙内陷发生率

牙内陷常见于恒牙列,患病率为0.3%~10%,也有文献报道患病率为1%~26%。上颌侧切牙、上颌中切牙以及上颌尖牙的患病率较高,有时双侧同时发生(图12-1);下颌牙牙内陷极为罕见。

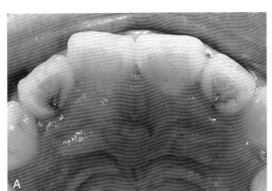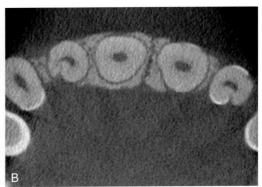

图 12-1　双侧上颌侧切牙牙内陷
A. 口内像　B. CBCT影像

二、牙内陷分类

牙内陷可分为冠内陷和根内陷,前者较后者多见。冠内陷最为广泛接受的分类标准由 Ohelers(1957)提出(图12-2,图12-3):Ⅰ型:内陷局限于冠部牙釉质内,未越过釉牙骨质界;Ⅱ型:内陷越过釉牙骨质界向根方形成一个盲端,该盲端可与牙髓系统相通,也可以不相通;Ⅲ型:内陷越过釉牙骨质界达根方,在根尖区或者根侧面形成第二根尖孔与牙周膜相通(与牙髓没有直接联系),此型内陷区可能完全是由牙釉质组成,但也可经常看到牙骨质排列在内陷区。这是基于X线影像二维表现进行的分类,受患者体位及拍摄角度的限制,可能会影响观察患牙结构的复杂性。但借助X线片,能够清楚分辨各型冠内陷,从临床角度来看,该分类比一些复杂的分类更有价值。

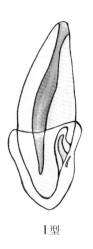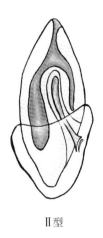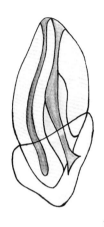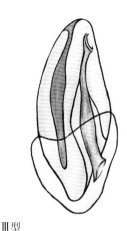

Ⅰ型　　　　　　　Ⅱ型　　　　　　　　　　Ⅲ型

图 12-2　各型冠内陷

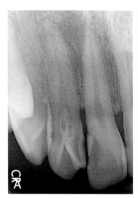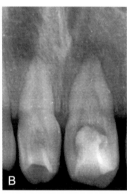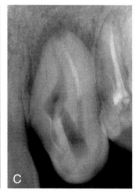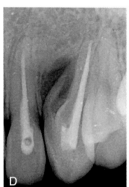

图 12-3　各型冠内陷 X 线影像
A. Ⅰ型　B. Ⅱ型　C. Ⅲ型　D. Ⅲ型

　　根内陷即畸形根面沟（radicular groove）是起始于舌隆凸，越过釉牙本质界并延伸至根面的深浅不一的牙面凹陷。Tan 等（2017）根据临床检查结合 CBCT 将畸形根面沟分为三型：Ⅰ型：畸形根面沟为浅沟，对应为正常的单一的根管；Ⅱ型：畸形根面沟深度中等，对应为一 C 形根管；Ⅲ型：畸形根面沟对应有唇侧和腭侧两条深沟将牙根一分为二，形成两个独立的根管。这种分类方法结合了患牙的临床表现和 CBCT 影像学特点，对临床有很好的指导作用（图 12-4，图 12-5）。

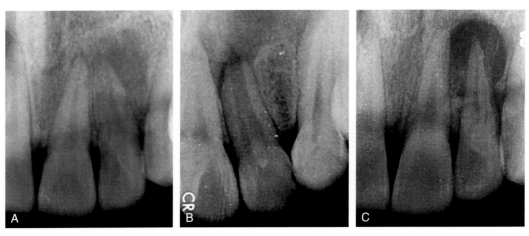

图 12-4 各型畸形根面沟 X 线影像
A. Ⅰ型 B. Ⅱ型 C. Ⅲ型

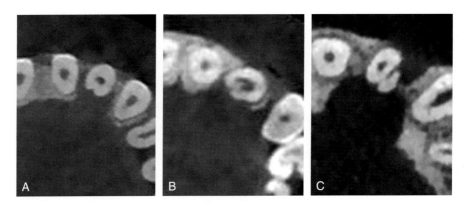

图 12-5 各型畸形根面沟 CBCT 影像
A. Ⅰ型 B. Ⅱ型 C. Ⅲ型

三、牙内陷的诊断

牙内陷的诊断主要基于临床表现和影像学特点。牙内陷患牙的外形可类似正常牙,也可有许多变异,其临床表现主要有:与对侧同名牙相比,患牙的近远中径或颊舌径比正常牙大(图 12-6A);有的患牙可见牙冠增长似桶状或切端缺失呈锥形(图 12-6B);有的患牙有唇侧沟,牙冠增大,多见于中切牙,而在牙内陷最常发生的侧切牙罕见报道(图 12-6C);有的患牙舌腭侧存在窝或沟,表现为不同形状及深度的内陷区(图 12-6D);畸形舌侧窝或尖常与牙内陷伴随出现(图 12-7),有时舌隆突分叉也可形成畸形根面沟。

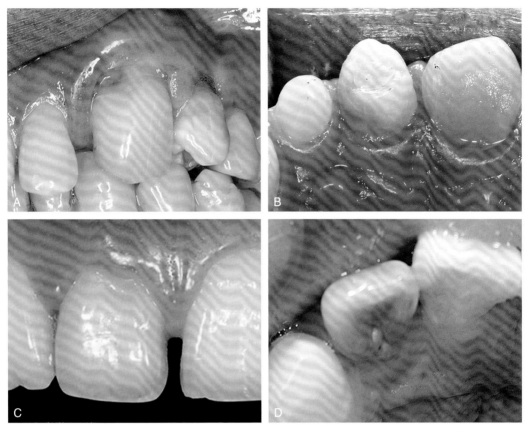

图 12-6 牙内陷患牙的牙冠形态
A. 近远中径增大 B. 牙体呈桶状 C. 唇侧沟 D. 舌侧窝

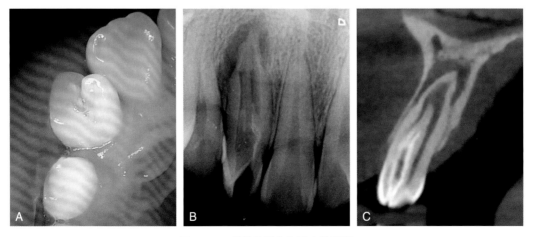

图 12-7 畸形舌侧尖与牙内陷影像
A. 畸形舌侧尖口内像 B. X 线片 C. CBCT 影像

　　影像学检查是诊断牙内陷的关键因素,X 线片和 CBCT 可以更好地辅助诊断牙内陷(图 12-3~ 图 12-5)。CBCT 能提供更多信息,可以帮助医师确认牙内陷患牙复杂的根管形态(图 12-8),其至可以通过 3D 打印获得与患牙相同结构的模型,帮助医师生作出临床诊断及制订治疗方案(图 12-9)。

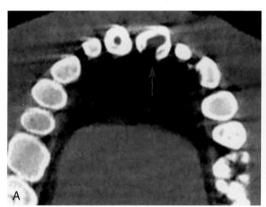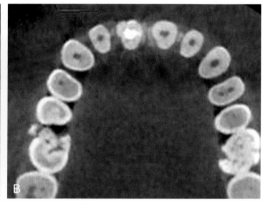

图 12-8　牙内陷 CBCT 影像
A. Ⅲ型冠内陷　B. Ⅲ型畸形根面沟

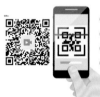
① 扫描二维码
② 用户登录
③ 激活增值服务
④ 观看视频

① 扫描二维码
② 用户登录
③ 激活增值服务
④ 观看视频

视频 44　Ⅲ型冠内陷　　　　　视频 45　Ⅲ型畸形根面沟

3. 根尖屏障术　如果患牙是根尖孔未闭合的年轻恒牙,常规牙胶充填无法完好封闭根尖孔,可在去除内陷部分后行根尖屏障术(图 12-13)。

4. 外科手术　当保守治疗效果不佳时,显微根尖手术或牙周手术也是治疗冠内陷的方法之一。手术偶尔单独进行(图 12-14),多在根管治疗失败后或与根管充填同时进行。需要进行外科手术的冠内陷多为Ⅲ型(图 12-15)。

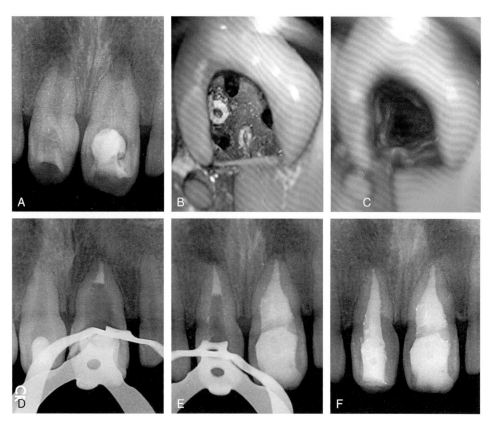

图 12-13　冠内陷根尖屏障术病例
A. 术前双侧上颌中切牙冠内陷　B、C. 超声去除内陷部分　D、E. MTA 根尖屏障　F. 治疗完成

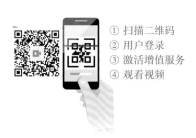

① 扫描二维码
② 用户登录
③ 激活增值服务
④ 观看视频

视频 46　去除内陷部分

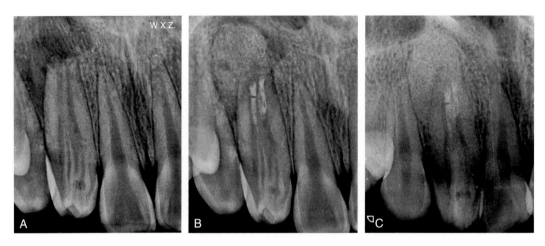

图 12-14　直接根尖手术病例

A. 术前 X 线片　B. 根尖手术　C. 术后半年复查

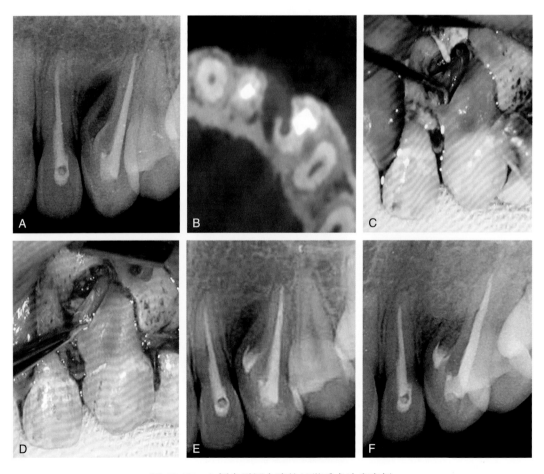

图 12-15　上颌尖牙冠内陷的显微手术治疗病例

A. 术前根尖片　B. 术前 CBCT 影像　C. 翻瓣清理牙周管状凹陷　D. MTA 充填凹陷　E. 术后根尖片　F. 术后半年复查

5. 其他　可试用牙髓再生术治疗年轻恒牙的冠内陷,前提是要有严格的感染控制(图 12-16)。在外科手术失败后,还可采取意向再植术尝试保留患牙或拔除患牙。

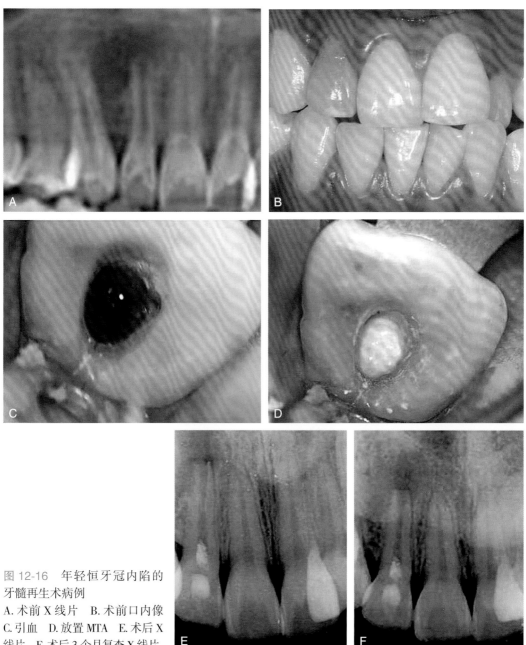

图 12-16　年轻恒牙冠内陷的牙髓再生术病例
A.术前 X 线片　B.术前口内像
C.引血　D.放置 MTA　E.术后 X线片　F.术后 3 个月复查 X 线片

（二）畸形根面沟的治疗

畸形根面沟患牙的治疗包括控制牙周感染、消除根面沟以及牙周手术。若感染累及牙髓，则需行根管治疗或根尖手术。

1. 牙周基础治疗　当根面沟不深且牙周袋较浅时，可行牙周基础治疗，同时辅以"蝶形手术"磨除根面沟。

2. 牙周牙髓联合治疗　当根面沟较深时，多数需要牙周牙髓联合治疗，如根管治疗、根尖手术和牙周手术（图12-17，图12-18）或者根管治疗和牙周手术（图12-19）。若忽略了牙周手术，效果往往不佳（图12-20）。

3. 意向再植术　对于某些Ⅱ型或Ⅲ型的畸形根面沟，上述治疗效果不佳或难以做外科手术时，可尝试行意向再植术（图12-21）。

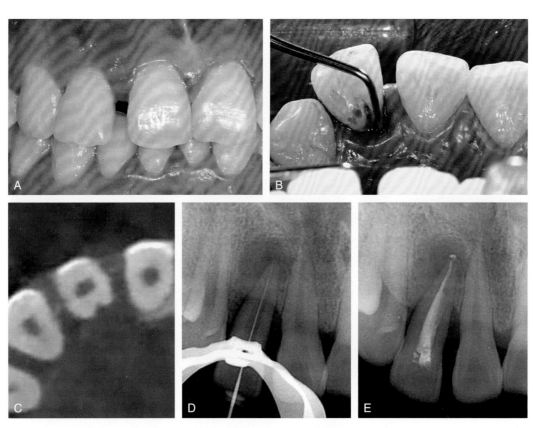

图12-17　牙周-牙髓联合治疗病例1
A、B.术前口内像，腭侧牙周袋较深　C.CBCT示根面沟及根周暗影　D.根尖暗影及确定工作长度　E.根充

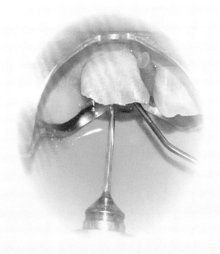

第十三章

牙髓再生术

年轻恒牙因为发育异常或受到外伤、龋病等原因,易导致牙髓坏死或根尖周病变,使牙根停止发育,传统的治疗方法主要有根尖诱导成形术和根尖屏障术。近年来提出的牙髓再生术(regenerative endodontics),在本书中等同于牙髓血运重建或牙髓血管再生术(pulp revascularization),是在严格控制根管系统感染的前提下,给予组织新生的基质支架如自体血凝块,或富血小板纤维蛋白(platelet-rich fibrin,PRF)、浓缩生长因子(concentrate growth factors,CGF)等植入,同时严密封闭冠方,以实现牙髓再生和牙根继续发育(图 13-1)。

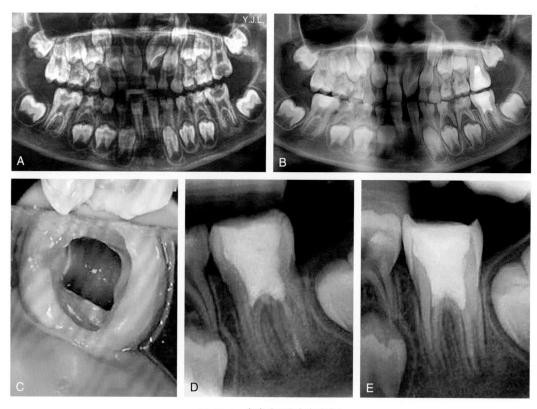

图 13-1 年轻恒牙治疗病例

A. 术前 16 窝沟较深、26 慢性牙髓炎、36 根尖周炎、46 深龋 B. 16 窝沟封闭、26 活髓切断术、36 牙髓再生术、46 盖髓术,术后 9 个月复查 C. 36 清理髓腔 D. 36 牙髓再生术后 E. 36 术后 3 个月复查

一、适 应 证

牙髓再生术的适应证为牙髓坏死或伴有根尖周暗影、根尖孔开放的年轻恒牙;后期不需行桩核冠修复;患者对于根管药物不过敏;患者及家属依从性好、知情同意(图 13-2)。

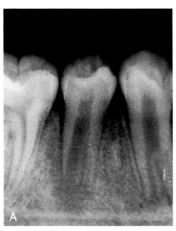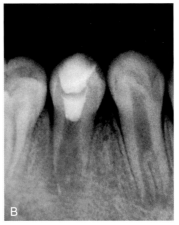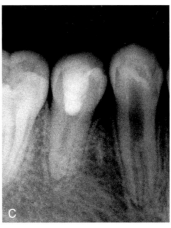

图 13-2　牙髓再生术病例

A. 术前年轻恒牙根尖孔开放、根尖周暗影　B. 牙髓再生术后　C. 术后 2 年复查

二、基本步骤

1. 初诊　首先局部麻醉，橡皮障隔湿后开髓。使用合适的器械去除坏死感染的牙髓，尽量避免对根管壁进行机械预备。每个根管使用 1%~1.5% 次氯酸钠溶液 20mL 缓慢冲洗 5 分钟，若冲洗后仍有血液或渗出物，需要继续冲洗至无渗出；再用 5mL 生理盐水冲洗根管。冲洗针头要置于根尖孔上方 1~2mm 的位置，以避免次氯酸钠溶液对根尖区细胞造成刺激，也可以配合使用超声或激光冲洗来增加根管消毒的效果。用无菌吸潮纸尖干燥根管，在髓腔壁涂布树脂粘接剂，光照固化。最后将氢氧化钙或不添加米诺环素的双抗糊剂（甲硝唑、环丙沙星）导入根管，玻璃离子暂封窝洞 1~4 周（图 13-3）。

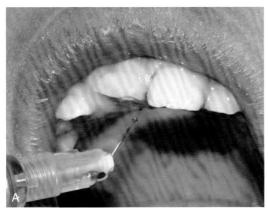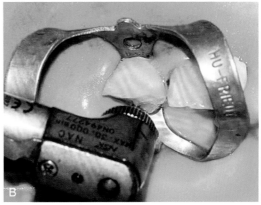

图 13-3　初诊操作步骤

A. 局部麻醉　B. 橡皮障隔湿后开髓

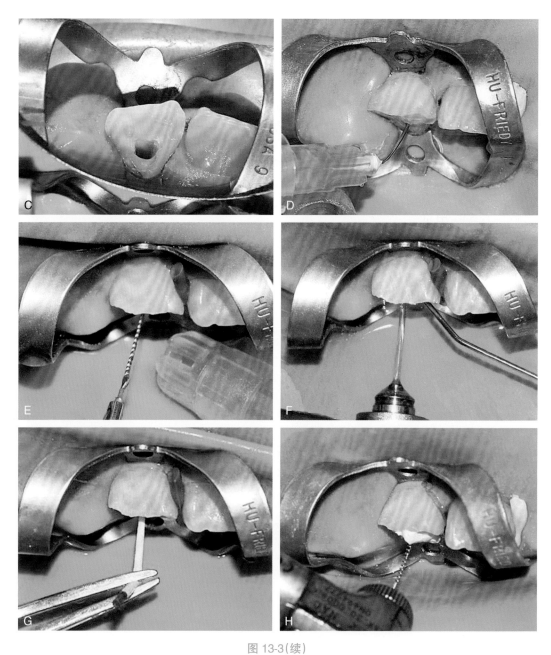

图 13-3(续)

C. 开髓完成　D. 次氯酸钠溶液冲洗　E. 超声冲洗　F. 激光冲洗　G. 干燥根管　H. 导入氢氧化钙制剂

2. 复诊 对初次的治疗进行评估,若仍有症状或体征,则可再次根管封药,直至症状消失。若是使用自体血凝块作为支架基质,则使用不含肾上腺素 3% 的甲哌卡因进行局麻。橡皮障隔湿后去除暂封物,使用 17% 的 EDTA 20mL 缓慢匀速冲洗根管,冲洗针头要置于根尖孔上方 1~2mm 的位置,避免对根尖形成刺激;再用 5mL 生理盐水冲洗根管。无菌吸潮纸尖干燥根管,使用无菌的 K 锉刺入根尖孔下 2mm 使其出血,让血液进入根管内并充盈至釉质牙骨质界稍下方 2~3mm,静置 15 分钟待血凝块形成。

若是使用 CGF 作为支架基质,则操作步骤稍有不同。皮肤消毒处理后,从患者肘窝处抽静脉血约 9mL,用 Medifuge 离心机离心 12 分钟后,将会得到分为三层的血浆提取物,黄色稍透明的中间层即为 CGF 层,用无菌剪刀将 CGF 层分离出来,剪成细长条状。将条状 CGF 凝胶放入根管,用垂直加压器将 CGF 轻压至根尖处,慢慢塞入 CGF 直至釉牙骨质界稍下方 2~3mm。

如果需要可在血凝块或 CGF 上放一块可吸收胶原膜如 Collaplug,最后轻柔放置 2~3mm 厚的 MTA 或生物陶瓷材料 iRoot BP 至釉牙骨质界,光固化玻璃离子垫底、复合树脂充填。也可在 MTA 上方放置湿棉球后暂封,拍摄根尖片确定 MTA 放置的位置和厚度,隔日永久充填(图 13-4,图 13-5)。

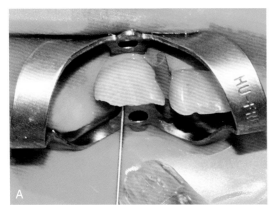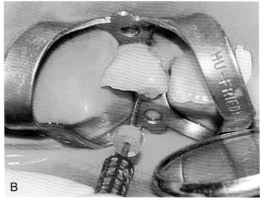

图 13-4 复诊操作步骤
A. EDTA 冲洗 B. K 锉捣血

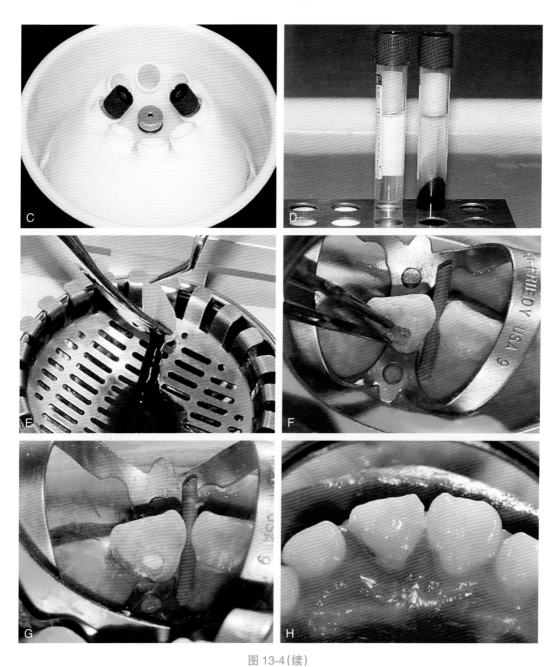

图 13-4(续)

C. 离心机离心　D.黄色稍透明的 CGF 层　E. 分离 CGF　F. 将 CGF 放入根管　G. 放置 MTA　H. 树脂充填

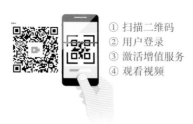

① 扫描二维码
② 用户登录
③ 激活增值服务
④ 观看视频

视频 48　复诊操作步骤

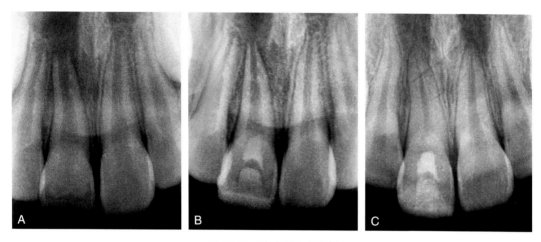

图 13-5　牙髓再生术病例
A. 术前 X 线片　B. 术后 3 个月　C. 术后 3 年

三、预后及并发症

牙髓再生术后应于 6、12、24 个月随访，其后 5 年每年随访一次，对于炎症较重的患者，可适当缩减随访时间。每次随访都需进行临床检查及拍摄 X 线片（图 13-6）。

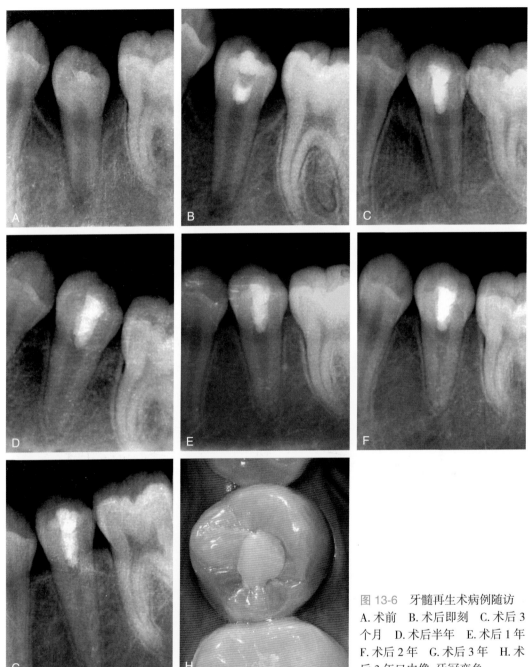

图 13-6 牙髓再生术病例随访
A. 术前　B. 术后即刻　C. 术后 3 个月　D. 术后半年　E. 术后 1 年　F. 术后 2 年　G. 术后 3 年　H. 术后 3 年口内像,牙冠变色

　　牙髓再生术的预后可分为以下三个目标:①初级目标:症状消失,骨组织愈合;②二级目标:根管壁增厚,牙根长度增加,甚至根尖闭合(图 13-7);③三级目标:牙髓活力测试有反应。对于牙髓再生术后的患牙,其根管内的新生组织具体成分仍不清楚,很多动物实验证明新生组织大部分为牙骨质样组织,并非为牙髓牙本质复合体,因此实现三级目标仍有难度。

　　也有学者将患牙预后分为完全愈合、不完全愈合和失败。完全愈合是指患牙无临床症状,根尖周暗影完全消失,牙根增长,根管壁增厚,并出现根尖闭合(图 13-5~ 图 13-7)。不完全愈合是指患牙无临床症状,根尖周暗影消失或减小,但牙根无继续发育或管壁未增厚或者根尖没有闭合(图 13-8)。失败病例则是指患牙有临床症状,根尖周病损扩大。

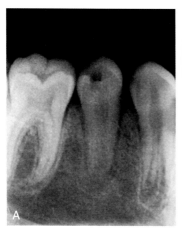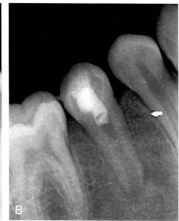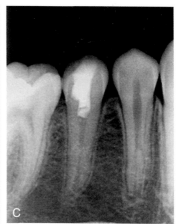

图 13-7　牙根长度增加病例
A. 术前 X 线片　B. 术后即刻　C. 术后 1 年,牙根增长

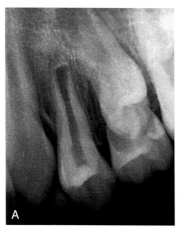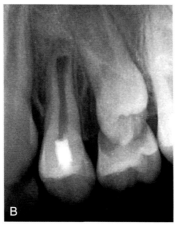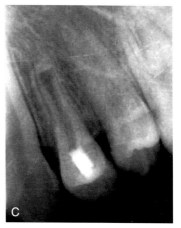

图 13-8　不完全愈合病例
A. 术前 X 线片　B. 术后即刻　C. 术后 1 年,根管壁未增厚

　　牙髓再生治疗在临床上取得了较好的疗效,但是在治疗和随访过程中可能出现并发症,如疼痛、根管持续或再次感染、牙冠变色(图 13-6)、髓腔钙化(图 13-9)、牙根发育不良等,导致治疗周期延长,甚至治疗失败。治疗中的疼痛可通过多次冲洗和封药解决,持续或再次感染可改变治疗方案(图 13-10),有些并发症可以继续观察。

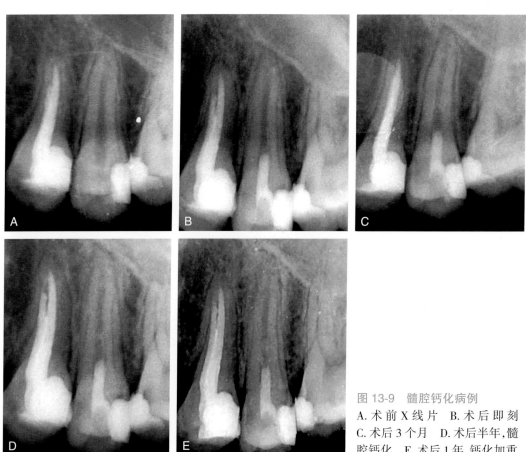

图 13-9　髓腔钙化病例
A.术前 X 线片　B.术后即刻 C.术后 3 个月　D.术后半年,髓腔钙化　E.术后 1 年,钙化加重

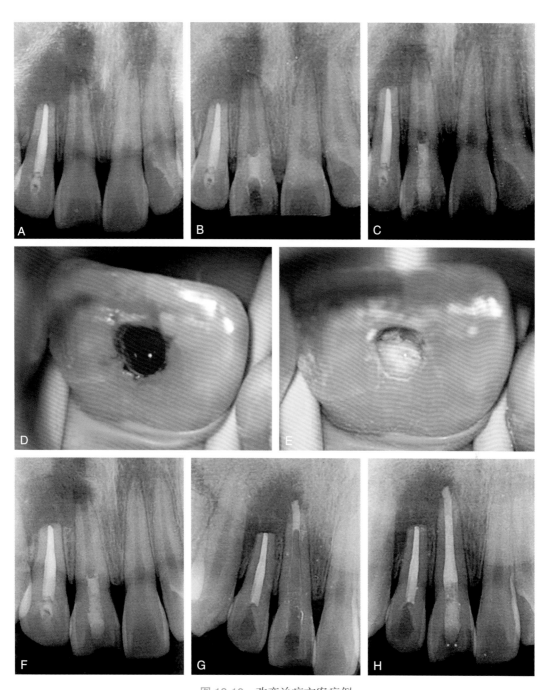

图 13-10 改变治疗方案病例

A. 术前 X 线片 B. 放置 MTA C. 树脂充填 D. 充盈的血液 E. 放置的 MTA F. 术后 9 个月肿胀 G. 消炎后改行根尖屏障术 H. 根尖屏障术完成

（宋光泰 刘明文）

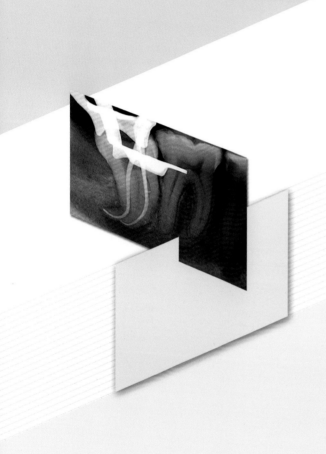

第十四章

镍钛根管器械分离的预防及处理

镍钛根管器械因其超弹性和柔韧性而成为根管预备的主要器械，虽性能不断改进，但仍存在器械分离于根管内的棘手问题，其预防及处理仍是临床医师关注的热点。

一、器械分离的临床特点

（一）器械分离的分类

根据镍钛根管器械分离的长轴观将其分为两类，即扭转分离和疲劳分离。扭转分离是分离器械表面可见某些缺陷，如解螺旋、反向弯曲、反向弯曲并有紧致螺纹或包含以上性质的综合特征；疲劳分离是器械显示出一个锋利而不伴有任何可见缺陷的断裂（图 14-1）。但是，长轴观的检查结果不能揭示分离过程的真实机制。有学者从器械分离的断面观特征将其分为剪切分离和疲劳分离：断面观无疲劳纹属剪切分离，这种情况发生在器械刃部嵌在根管中而杆仍在持续运转时（图 14-2）；断面观有疲劳纹属疲劳分离，它是由于器械在根管弯曲处出现金属疲劳而发生的分离（图 14-3）。

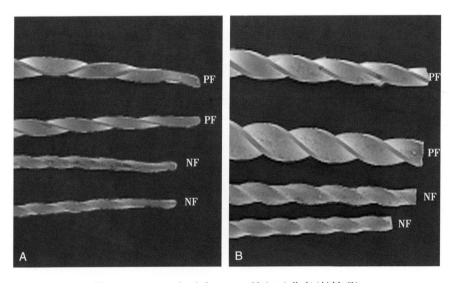

图 14-1　ProFile（PF）和 NiTi K 锉（NF）分离（长轴观）
A. 扭转分离　B. 疲劳分离

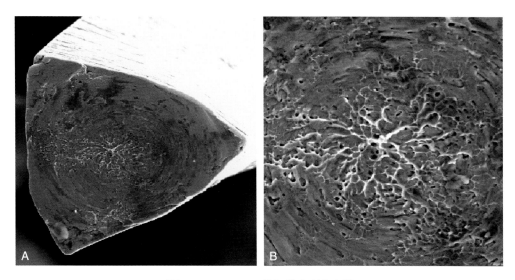

图 14-2　ProTaper 剪切分离（断面观）
A. 断面全貌　B. 高倍镜下拉长的韧窝

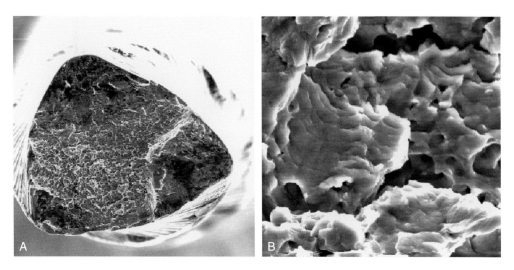

图 14-3　ProTaper 疲劳分离（断面观）
A. 断面全貌　B. 高倍镜下可见疲劳纹

（二）器械分离的相关因素

1. 患牙的位置和根管情况　镍钛根管器械分离多发生在磨牙,尤其是下颌磨牙;分离易发生于细小狭窄的根管,如上、下颌磨牙近中根管(图 14-4)。

2. 根管弯曲的角度和半径　临床上镍钛根管器械的分离多发生在根管弯曲度大于30°,且位置多位于根管弯曲后段(图 14-5)。有学者提出"弯曲半径"这一概念,即弯曲半径代表根管弯曲的陡峭程度,半径越小,根管弯曲越严重。因而当弯曲半径减少时,器械承受的应力和扭转力就会增加,易发生分离。

3. 器械的直径和锥度　大多数扭转分离的器械为小号锉。较大的锉因其大锥度、大体积需较大的扭矩才能分离,但大号器械更容易遭受弯曲疲劳。

4. 使用的转速和次数　不同的机用器械可能被推荐使用不同的转速和次数,但较快的转速会增加器械分离的概率;使用的次数越多器械分离的概率就越大(图 14-6)。

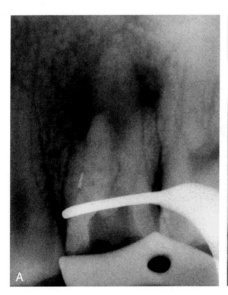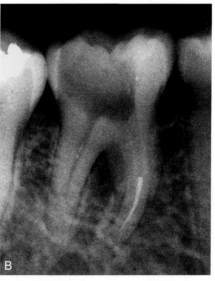

图 14-4　器械分离于磨牙近中根管
A. 上颌磨牙　B. 下颌磨牙

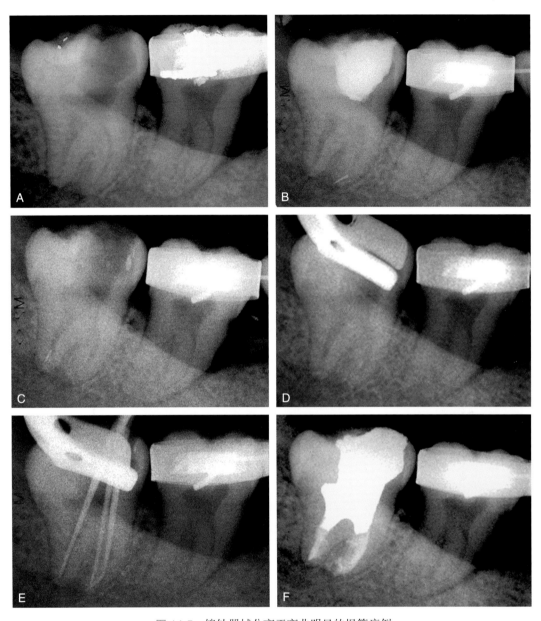

图 14-5 镍钛器械分离于弯曲明显的根管病例

A. 术前 X 线片 B. 器械分离于近中根管 C. 取出近中根管内的分离器械, 远中根管又发生器械分离
D. 取出远中根管内的分离器械 E. 试尖 F. 根充完成

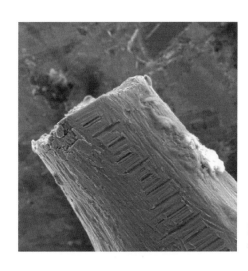

图 14-6　使用次数过多的器械分离

5. 操作者的经验　研究发现,在相同条件下用镍钛器械预备根管,牙髓病专家出现器械变形和分离的数目要低于受过一般训练者,而后者要低于未受过训练者,这说明术者的经验与器械分离紧密相关。

二、器械分离的处理

临床上器械分离的发生率为 2%~6%,并非所有分离器械都会影响根管治疗的效果。处理时要考虑的因素包括:①患牙的复杂性,如发生的牙位、根管弯曲度及分离器械所处位置;②根管预备情况,如是开始还是已完成;③根尖周病情况,如有无症状或暗影;④医师的专业水平,如专科医师或全科医师;⑤可利用的医疗设备,如牙科显微镜、超声仪等;⑥所采用的处理方法可能导致的并发症;⑦是否有利于患牙的长期保留;⑧与患者充分沟通,取得患者的同意和配合。

(一) 分离器械的处理方法

器械分离于根管内后可采用保守疗法或外科治疗,首选保守疗法。这些方法包括:①完全取出分离器械(图 14-7);②分离器械通过术:即在分离器械旁形成旁路,完成根管治疗(图 14-8);③追踪观察,对根尖区不能取出的分离器械,可作为根充物的一部分留在根管内(图 14-9);④根尖手术:对于不能取出分离器械且有症状的病例,可采用根尖手术进行治疗(图 14-10);⑤意向再植术:若难以进行根尖手术,也可选择意向再植术保留患牙;⑥拔牙术:若上述方法均不行,拔除患牙也是处理方法之一。

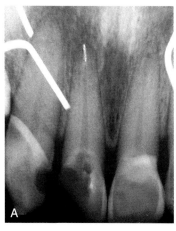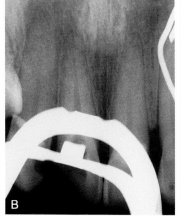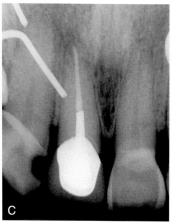

图 14-7　完全取出分离器械

A. NiTi K 锉分离于根尖部　B. 取出分离器械　C. 根充

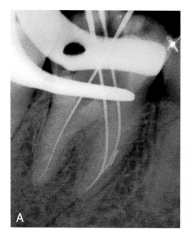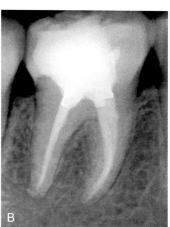

图 14-8　分离器械旁形成旁路

A. 形成旁路　B. 根充

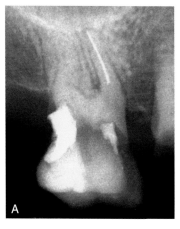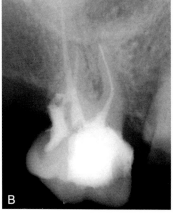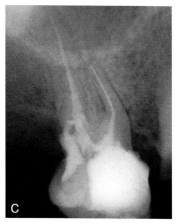

图 14-9　含有分离器械的根管充填及愈后病例

A. 器械分离于根管　B. 充填含有分离器械的根管　C. 术后 1 年复查

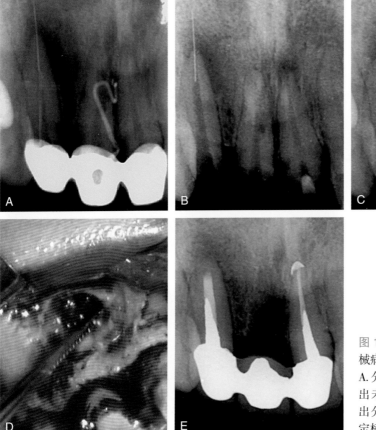

图 14-10　根尖手术取出分离器械病例
A.分离器械超出根尖较多　B.取出未成功　C.根充　D.手术取出分离器械　E.手术完成及固定桥修复

(二) 分离器械的取出方法

在上述处理方法中分离器械的取出是临床上应用最广泛、最有效的手段,其中以超声取出法和套管取出法较常用。

1. 建立直线通路　建立直线通路是多种取出方法的基础,先拍 X 线片或 CBCT 明确分离器械的位置。在牙科显微镜下用超声工作尖、开口锉、长颈球钻或改良 G 钻(将 3 号或 4 号 G 钻尖端在长轴最大直径处截断成平面)扩大冠部根管,形成一个直达分离器械断面的直线通道(图 14-11)。

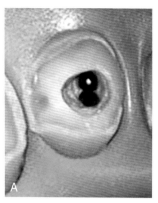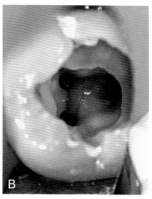

图 14-11　建立直线通路
A. 建立直线通路病例 1　B. 建立直线通路病例 2

2. 超声取出法　建立直线通路后，先用棉球封闭其他根管口。将超声功率设定为根管治疗中低档，可选用 K 型超声锉或 ET20、ET40 或 CPR6、CPR7、CPR8 工作尖（图 14-12），在牙科显微镜下围绕器械断端做逆时针运动，去除分离器械冠方周围的牙本质约 2mm 或分离器械全长的 1/3（图 14-13），此时器械多有松动迹象。最后在无水状态下，将直径较小的工作尖从弯曲内侧插入分离器械与根管壁间进行振动，直至器械"跳出"根管（图 14-14）。

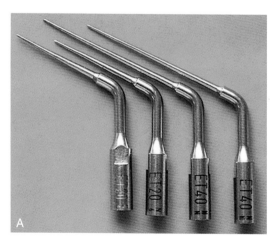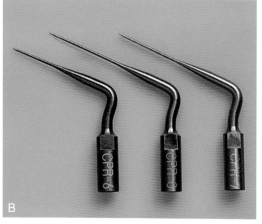

图 14-12　超声工作尖
A. ET20 和 ET40　B. CPR6、CPR7 和 CPR8

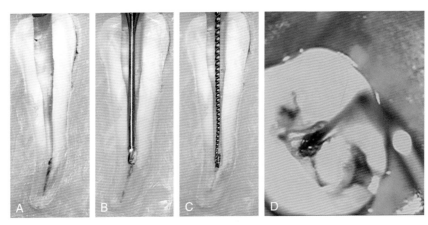

图 14-13　超声暴露分离器械

A. 器械分离于根尖　B. 改良 G 钻建立直线通路　C. K 型超声锉去除牙本质　D. ET40 暴露分离器械

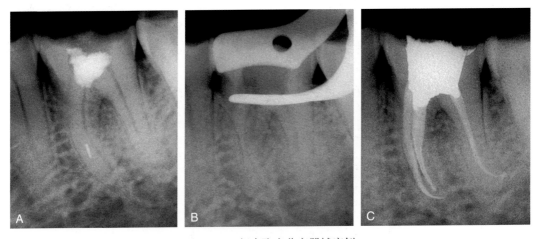

图 14-14　超声取出分离器械病例

A. 器械分离于弯曲部位　B. 取出分离器械　C. 根充

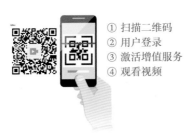

① 扫描二维码
② 用户登录
③ 激活增值服务
④ 观看视频

视频 49　超声取出分离器械

3. 套管取出法　用于分离器械取出的套管系统种类较多,早期的 Masserann 小套装包括 4 支环钻和 1 支套管。建立通路后,先选择合适的环钻在分离器械周围形成 2~4mm 深的间隙,然后将相应的套管插入套住分离器械,逆时针方向旋转楔子,利用摩擦力取出分离器械(图 14-15)。

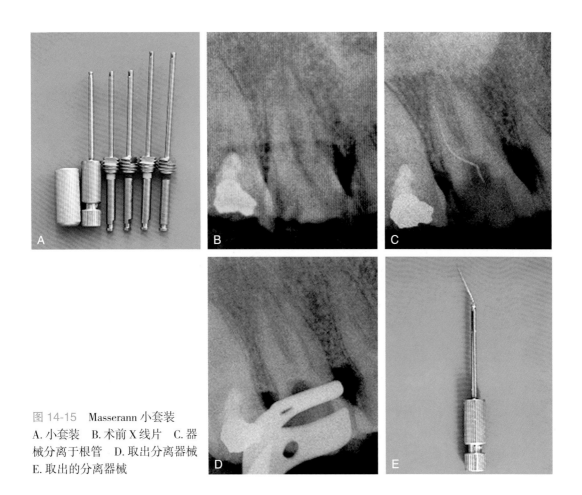

图 14-15　Masserann 小套装
A. 小套装　B. 术前 X 线片　C. 器械分离于根管　D. 取出分离器械
E. 取出的分离器械

　　iRS(instrument removal system)套管由微管和螺旋楔子两部分组成,直径相对较细。在建立通路后,先用超声暴露分离器械冠方 1/3,将微管尖端斜面较长的一部分紧贴根管弯曲的凸面,"铲起"分离器械的冠部,引导其进入微管直至不能动。然后再将螺旋楔子滑入微管就位,逆时针方向旋转螺旋楔子固定,再提取分离器械。iRS 的管壁较薄,侧方开窗在反复使用过程中容易断裂(图 14-16)。

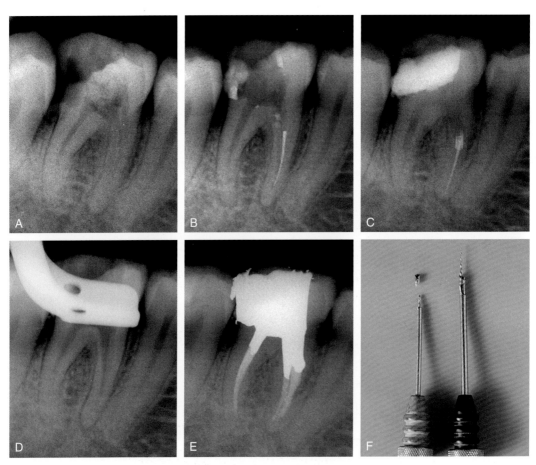

图 14-16　iRS 在使用过程中出现断裂
A. 术前 X 线片　B. 分离器械于根管内　C. 取器械时微管尖端断裂　D. 取出分离器械和微管　E. 根充　F. 断裂的微管和取出的分离器械

　　市场上还有一些国产的改良套管系统,如 SIRS(图 14-17)和配有环钻的分离器械提取套装等(图 14-18)。需要注意的是,套管取出法不宜在细小弯曲的根管中使用,且慎用于根尖 1/3 处分离器械的取出(图 14-19,图 14-20)。

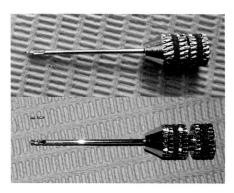

图 14-17　SIRS

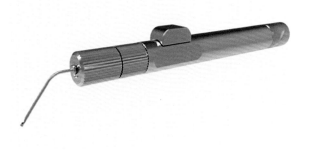

图 14-18　分离器械提取仪

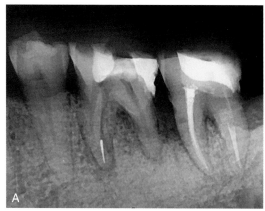
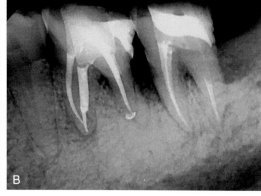

图 14-19　套管法取出分离器械
A. 器械分离于根尖 1/3 处　B. 牙体组织破坏较多

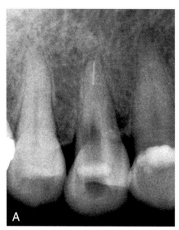
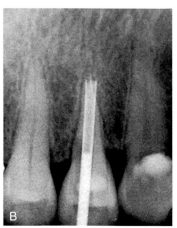
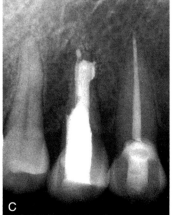

图 14-20　套管引起侧穿病例
A. 器械分离于根尖 1/3 处　B. 套管取出分离器械　C. 根管侧穿

三、器械分离的预防

很多文献对镍钛根管器械的使用原则或注意事项进行了阐述,其目的是预防镍钛器械的分离。在临床使用中可通过控制扭转力或疲劳因素来降低器械分离的发生。

1. 确定根管通畅 在使用镍钛器械进行根管预备之前,无论根管形态是否复杂均需先用手用不锈钢器械来疏通根管,确定根管路径通畅平滑。建议疏通至20号K锉或20号镍钛通道锉,以减少镍钛器械扭转分离的概率(图14-21)。

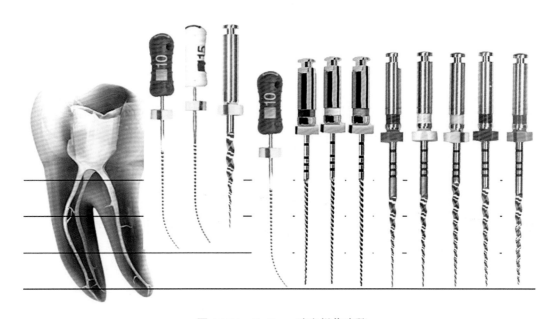

图14-21 ProTaper改良操作步骤

2. 掌握预备技术 临床医师应非常熟悉有关镍钛器械的性能、使用方法以及预备技术,如ProFile、K3、TF器械倡导使用根向预备技术;ProTaper、Mtwo、M3等器械推荐使用单一长度技术;而WaveOne、Reciproc、M3-L等采用单支锉技术。

3. 临床前训练 在临床使用镍钛器械之前,应多在离体牙上训练,熟悉手感和力量后再应用于临床,可减少器械分离的发生(图14-22)。

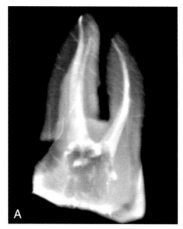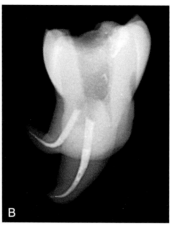

图 14-22　在离体牙上训练
A. 上颌磨牙　B. 下颌磨牙

4. 正确选择适应证　钙化根管、有台阶形成的再治疗病例不要选用镍钛器械;对Ⅱ型、Ⅳ型等形态复杂的根管应谨慎选用镍钛器械;遇到根尖陡弯、下颌第三磨牙等复杂病例,根尖部的预备可用手用器械替换机用器械(图 14-23)。

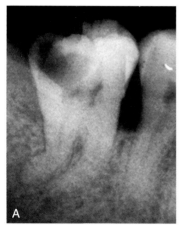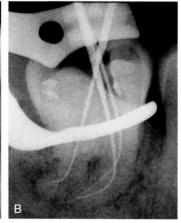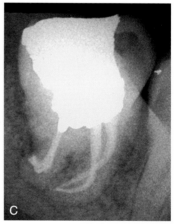

图 14-23　手用器械预备根尖部
A. 下颌第三磨牙根尖陡弯　B. 确定工作长度　C. 手用器械预备根尖部后充填

5. 制备冠部直线通路　髓腔入口的制备应有足够的大小和符合要求,以保证镍钛器械可循直线方向进入根管,减少冠部阻力和器械所承受的应力。

6. 制备根管直线通路　在使用常规镍钛器械进行根管预备之前,可采用 G 钻或镍钛开口锉预敞根管入口或根管中上段,以减少根管上段的阻力或根管的弯曲度(图 14-24)。

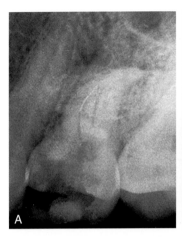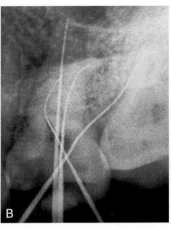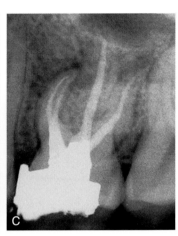

图 14-24　未预敞根管入口导致器械分离病例
A.未预敞根管入口导致器械分离　B.取出分离器械　C.根充

7. 控制扭力　最好选用扭力控制马达和与之相匹配的减速手机。遵循厂家推荐的扭矩,一般小号器械能承受的扭力小于大号器械。

8. 控制转速　不同的机用器械可能推荐采用不同的旋转速度,如 ProFile 系列的推荐转速为 150~350r/min;ProTaper 为 250r/min;Mtwo 为 280r/min;K3、M3 为 350r/min;TF、HyFlex 为 500r/min;Hero 为 300~600r/min。一般来讲,一套器械中较细的器械应采用相对较低的转速;较低的转速会延长器械的临床寿命和降低分离的概率。

9. 不要用力　使用机用器械时,建议采用较轻的接触而不向器械尖端加压和施力。有学者发现,在临床运用中过度用力是引起镍钛器械分离的主要原因。

10. 正确的切削　镍钛器械对牙本质的切削应是"啄"的方式,即上下移动短距离的运动,每次根向切削牙本质的距离不超过 1mm,以避免器械被卡在根管中或扭转分离的发生。

11. 稳固的支点　操作时应在邻牙上有支点,以增加对器械的控制,避免其旋转嵌入;同时也可避免因患者突然移动而造成意外。

12. 正确的方向　在操作中手机头和镍钛器械的方向要与患牙长轴保持一致,避免造成器械的过度弯曲;更要避免因突然改变器械的运动方向而造成的意外。

13. 保持转动　所有镍钛机用器械均应在转动状态下进、出根管,以减少扭转分离的发生。

14. 保持移动　镍钛机用器械在根管中应保持上下移动,避免器械在根管弯曲处出现应力集中,以减少疲劳分离的发生。

15. 保证短时间　每支器械在每一根管内的工作时间不超过 5 秒钟；当器械到达工作长度后要立即退出，以降低器械疲劳分离的风险。

16. 根管冲洗和润滑　镍钛机用器械切割效率较高，操作时易产生大量的牙本质碎屑造成根管的阻塞。临床上每换一支器械要用次氯酸钠溶液冲洗、回锉，并保持根管的湿润，可降低器械分离的风险。

17. 随时检查器械　每次使用前后均应清洁和仔细检查器械，一旦发现变形即应丢弃。因为变形的器械一定有损伤，再使用会增加分离的风险（图 14-25）。

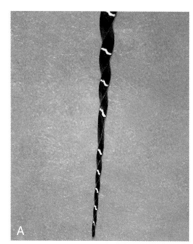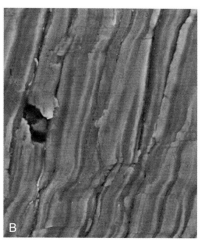

图 14-25　变形的器械
A. 松解变形　B. 高倍镜下松解区域裂纹明显

18. 测量器械长度　每次器械进入根管前都要测量器械的长度，因为有时器械的长度长于标准尺寸，而螺旋松解也可导致器械的变长。使用过长的器械会增加扭转分离的风险。

19. 再测工作长度　在根尖区预备完成之前或主尖锉之前一定要再测工作长度，以预防因根管拉直、工作长度变短而导致锉尖超出根尖孔、器械分离的发生（图 14-26）。

20. 确定工作宽度　通常主尖锉应比初尖锉大 2~3 个号。若主尖锉到达工作长度阻力较大，可通过减少号数或逐步后退完成预备，以防器械分离。

21. 施以不同锥度　根据镍钛器械的不同，根管通常被预备在 0.04~0.08 锥度之间。对于细小弯曲的根管，可选用相对小锥度的器械完成预备，以降低大锥度器械疲劳分离的风险（图 14-27）。

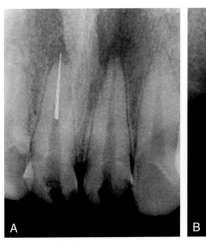
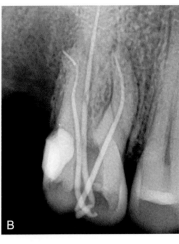

图 14-26　锉尖超出根尖孔病例
A.上颌前牙　B.上颌磨牙

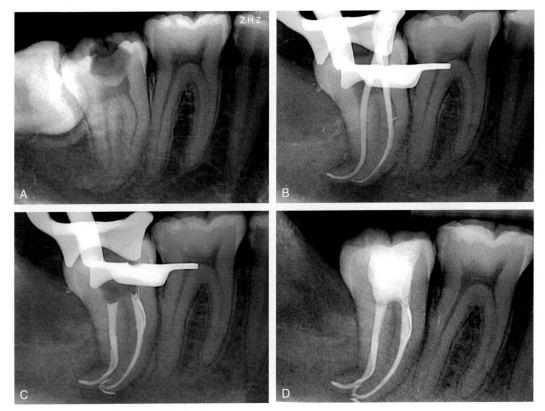

图 14-27　小锥度器械完成根管预备病例
A.术前根管弯曲明显　B.0.04 锥度器械预备后试尖　C.根充　D.复查

22. 控制使用次数　通常建议镍钛机用器械预备 3~5 颗患牙后即丢弃。然而遇到根管重度弯曲病例时,要使用新器械且预备一次后即应丢弃(图 14-28)。

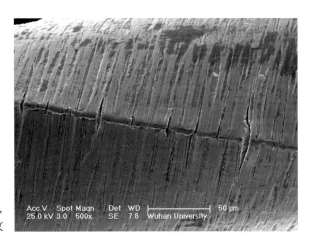

图 14-28　根管重度弯曲时,器械使用一次后即可出现裂纹

23. 采用混合技术　可用混合技术即采用两种预备原理或两种镍钛器械进行根管预备,如根管入口敞开时,可用 ProFile OS、ProTaper SX 或其他镍钛开口锉;而在根尖区预备时,可选用 TF、K3、M3 或手用 ProTaper 等器械(图 14-29)。

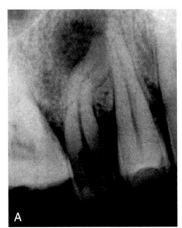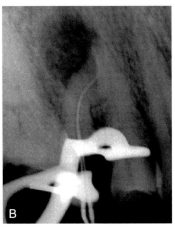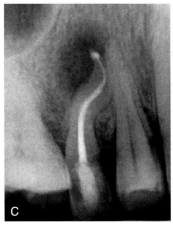

图 14-29　联合应用 ProTaper 和 K3 的病例

A. 术前 S 形弯曲　B. 先用 ProTaper SX 敞开根管入口,确定工作长度　C. 然后用 K3 25 号 0.06 和 0.04 完成根管预备,根充

24. 集中注意力 镍钛器械分离往往发生在一瞬间,在根管预备中要高度集中注意力,随时观察可能出现的异常情况,如锉尖抵到根管壁、锉尖异常弹响等。遇到异常情况要及时退出器械和检查原因,避免分离的发生。

25. 使用新型器械 通过热处理或制造工艺的改进可使镍钛丝抗扭转和抗弯曲疲劳的性能得以提高。所以遇到明显弯曲的根管时,可使用一些新型镍钛根管器械,如 TF、HyFlex、M3-Pro、M3-L、WaveOne Gold 等以降低分离的风险。

（沈 雅 彭 彬 赵 丹）

第十五章

锥形束 CT 的应用

　　相比传统 X 线片二维成像的局限性，锥形束 CT（cone beam computed tomography，CBCT）具有分辨率高、图像清晰及三维角度（矢状位、冠状位和轴位）成像的特点，可实现患牙、颌骨以及相关解剖结构在三维空间中关系的可视化，为临床医师的诊疗提供了更加精准的信息。其中，小视野 CBCT 影像因其辐射剂量较小、分辨率更高，因此在现代根管治疗中得到了更加广泛的应用。

一、疾病的影像学诊断

牙髓病和根尖周病的诊断主要依赖于对患者主诉、病史、临床及影像学检查的全面评估。对于难以确诊的牙髓炎病因如牙髓钙化(图 15-1)或牙体吸收(图 15-2),使用 CBCT 有一定的诊断价值。当根尖周病存在矛盾的症状或体征(图 15-3)或 X 线片检查仍存在疑问时(图 15-4),可考虑拍摄 CBCT 协助对患牙的诊断。

怀疑存在上颌窦炎(图 15-5)、颌骨肿瘤、囊肿(图 15-6)或一些罕见病变时(图 15-7),需拍摄 CBCT 明确诊断。

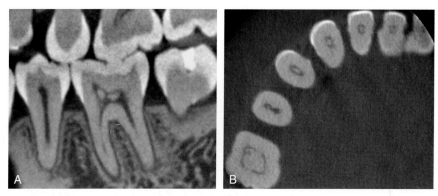

图 15-1 牙髓钙化
A. CBCT 矢状位示 36 髓石 B. CBCT 轴位示右侧上颌牙列多发性髓石

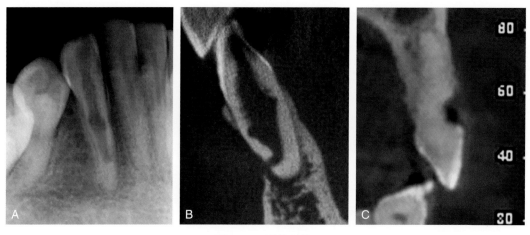

图 15-2 牙体吸收
A、B. 根尖片和 CBCT 矢状位示 43 内吸收 C. CBCT 矢状位示 23 外吸收

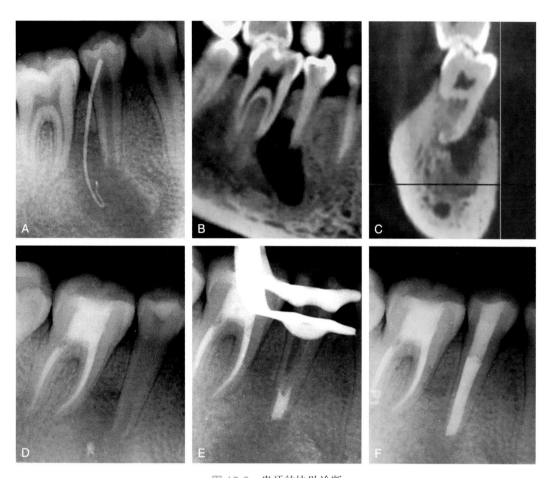

图 15-3 患牙的协助诊断

A. 术前 45 根尖较大暗影,多次根管封药后窦道仍存在 B、C. CBCT 示暗影波及 46 近中根尖 D. 46 根管治疗后窦道消失、暗影减小 E. 35 根尖屏障术 F. 治疗完成

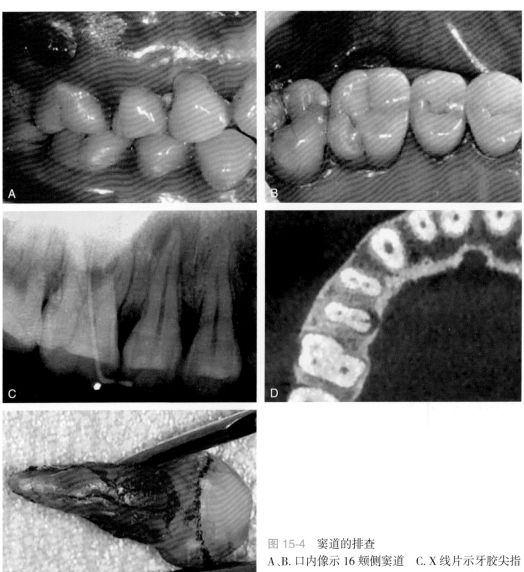

图 15-4　窦道的排查
A、B. 口内像示 16 颊侧窦道　C. X 线片示牙胶尖指向 16 根分叉及 15 根尖暗影　D. CBCT 轴位示 15 牙根纵裂　E. 拔除 15 后窦道愈合

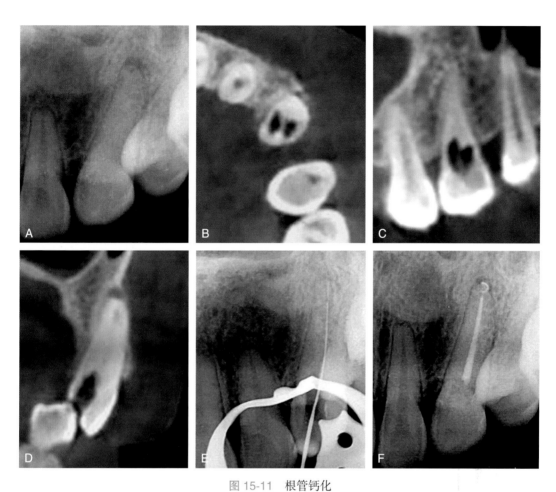

图 15-11　根管钙化

A. 术前根尖片示 23 髓腔钙化　B、C. CBCT 轴位和矢状位示开髓偏离牙体中轴线　D. CBCT 冠状位示开髓孔底部需向唇侧修整　E. 疏通根管　F. 根充

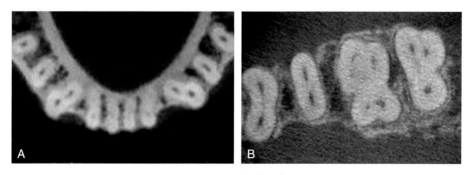

图 15-12　额外根管

A. CBCT 轴位示多颗下颌前牙双根管　B. CBCT 轴位示 26 腭根双根管

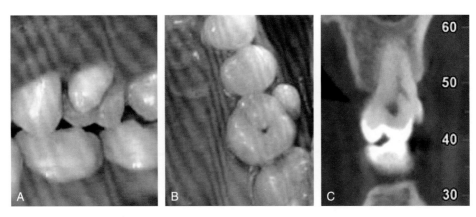

图 15-13 双生牙
A.口内颊面观 B.口内殆面观 C.冠状位

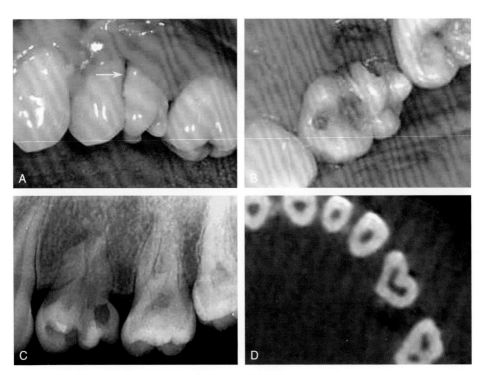

图 15-14 融合牙
A、B.术前口内像示 24、25 融合牙 C.术前根尖片 D~F.CBCT 示复杂的结构

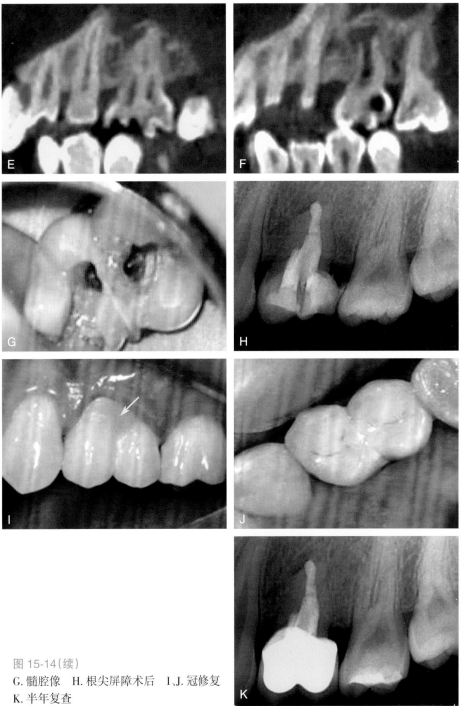

图 15-14（续）
G. 髓腔像　H. 根尖屏障术后　I、J. 冠修复
K. 半年复查

三、评估复杂的牙外伤及牙根纵裂

牙外伤的表现有时较为复杂,当根尖片无法显示折裂线的根尖向延伸,或脱位牙唇舌向移位或伴有牙槽突骨折时,CBCT矢状位具有明显优势(图15-15)。一些特殊的病例如牙骨质撕裂(图15-16),建议拍摄CBCT。

牙根纵裂可发生在根管治疗后的患牙(图15-17),也可发生在没有经过牙髓治疗的牙(图15-18),CBCT在诊断纵裂的灵敏性上高于根尖片,其轴位影像可清晰地呈现折裂线的位置。

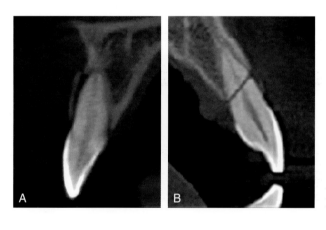

图15-15 牙外伤
A. CBCT矢状位示牙槽突骨折
B. CBCT矢状位示根折

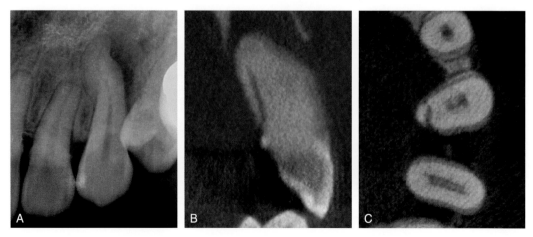

图15-16 牙骨质撕裂
A. 术前根尖片示23根侧较大暗影 B、C. CBCT示牙骨质撕裂

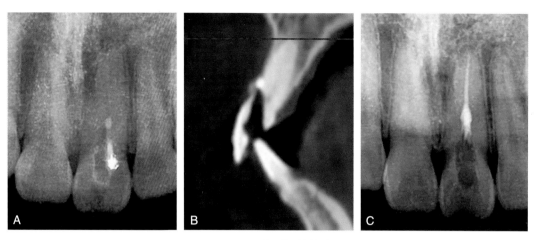

图 15-23　前牙根管穿孔
A. 术前根尖片　B. CBCT 矢状位示唇侧穿孔　C. 再治疗后

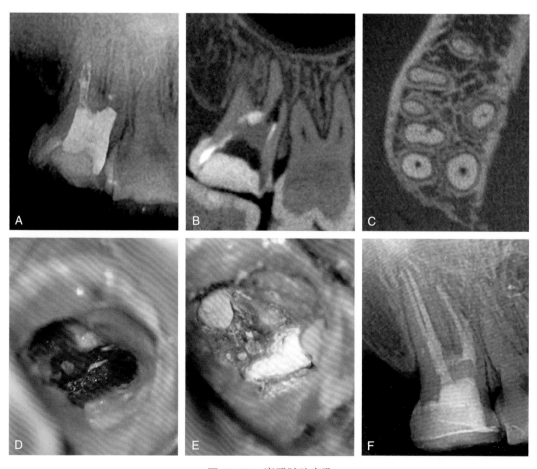

图 15-24　磨牙髓腔穿孔
A. 术前根尖片　B、C. CBCT 矢状位和轴位示近颊根管中部穿孔　D. 牙科显微镜下见髓底和根管穿孔　E. 穿孔修补及根充　F. 治疗完成

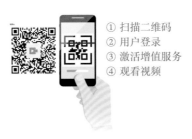

视频 50　近颊根管中部穿孔

五、显微根尖手术的术前评估

显微根尖手术前除了需要确定病损范围、患牙长度及根尖位置外，还需要了解术区与周围重要解剖结构如下颌管（图 15-25）或上颌窦（图 15-26）之间的关系。因此，显微根尖手术前建议拍摄 CBCT 辅助制订治疗计划（图 15-27）。

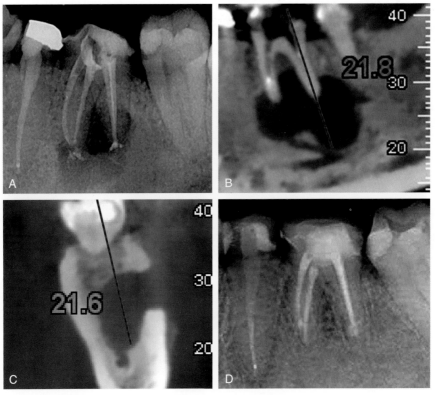

图 15-25　病损波及下颌管
A. 术前根尖片　B、C. CBCT 矢状位和冠状位示病损范围及下颌管　D. 术后 4 年

① 扫描二维码
② 用户登录
③ 激活增值服务
④ 观看视频

视频 51　矢状位

① 扫描二维码
② 用户登录
③ 激活增值服务
④ 观看视频

视频 52　冠状位

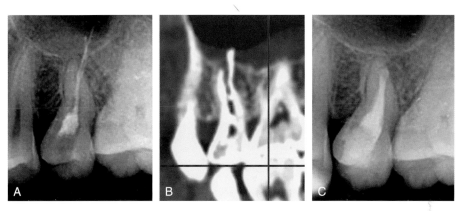

图 15-26　牙胶进入上颌窦

A. 术前根尖片　　B. CBCT 矢状位确认牙胶进入上颌窦　　C. 手术取出牙胶

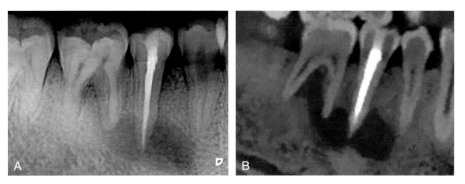

图 15-27　辅助制作 3D 导板

A. 术前根尖片　　B. CBCT 矢状位示病变范围

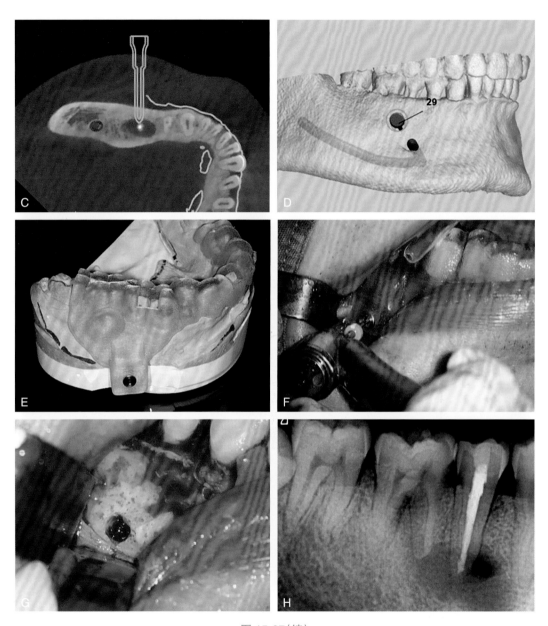

图 15-27（续）

C~E. 辅助制作 3D 打印导板　F. 导板引导去骨　G. 去骨完成　H. 术后根尖片

六、其他应用

CBCT 在现代根管治疗中的应用,随着科学技术的发展会更加广泛。例如,上述的数字化导板也被用于钙化根管的处理(图 15-28);CBCT 也可用于微创牙髓治疗的设计或牙髓再生术的疗效评价(图 15-29);复杂根管治疗或显微根尖手术的 CBCT 疗效评价也常见报道(图 15-25)。

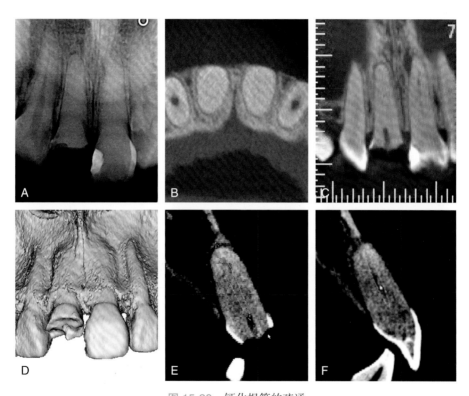

图 15-28　钙化根管的疏通

A. 术前根尖片　B、C. CBCT 轴位和冠状位示 11、21 根管钙化　D. 3D 重建　E~G. 设计和制作 3D 导板

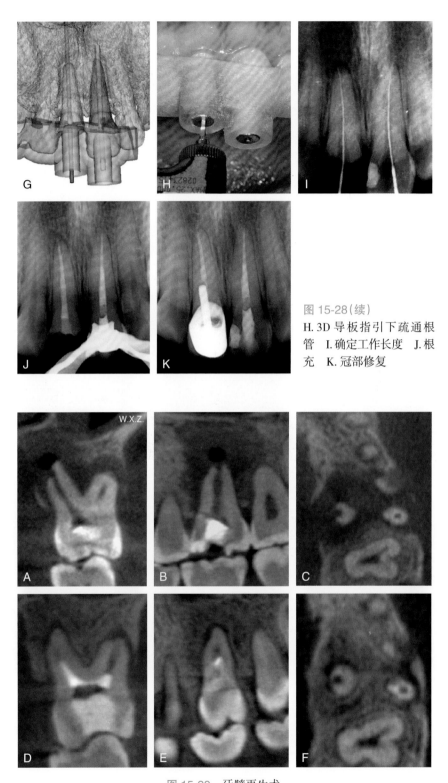

图 15-28（续）
H. 3D 导板指引下疏通根管　I.确定工作长度　J.根充　K.冠部修复

图 15-29　牙髓再生术
A~C. CBCT 冠状位、矢状位和轴位示 16 腭根根尖未闭合及暗影　D~F. 牙髓再生术后半年,16 腭根根尖闭合,暗影缩小

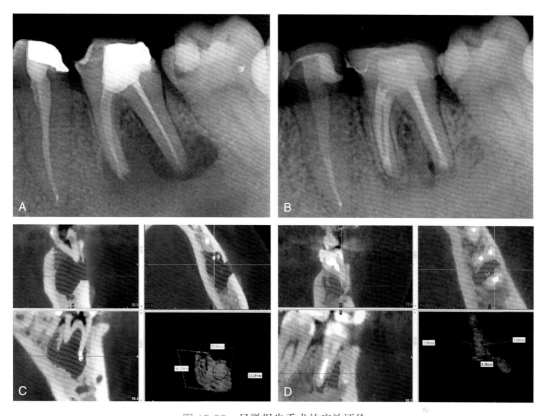

图 15-30　显微根尖手术的疗效评价

A. 术前根尖片　B. 术后 1 年根尖片　C. 术前 CBCT 及骨缺损体积　D. 术后 1 年 CBCT 及骨缺损体积

（程　越　魏丽丽）

主编发表的主要论著

一、专著(12 部)

1.《口腔疾病诊疗并发症》,湖北科技技术出版社,1999,副主编.

2.《国家口腔执业医师资格考试复习应试纲要》,人民军医出版社, 2002,副主编.

3.《牙体修复》,湖北科技技术出版社,2003,主编.

4.《根管治疗》,湖北科技技术出版社,2004,主编.

5.《根管治疗图谱》,人民卫生出版社,2008,主编.

6.《牙髓病学》,人民卫生出版社,2010,主编.

7.《牙髓病学》,第 2 版,人民卫生出版社,2015,主编.

8.《牙体牙髓病学》,人民卫生出版社,2000,编者.

9.《牙体牙髓病学》,第 2 版,人民卫生出版社,2006,编者.

10.《牙体牙髓病学》,第 3 版,人民卫生出版社,2008,编者.

11.《牙体牙髓病学》,第 4 版,人民卫生出版社,2012,编者.

12.《牙体牙髓病学》,第 5 版,人民卫生出版社,2020,编者.

二、中文论文(105 篇)

1. 彭彬,樊明文.牙菌斑浸出液中的细胞毒性物质.国外医学口腔医 学分册,1987.

2. 彭彬,樊明文.低浓度洗必泰含漱对菌斑量及菌斑浸出液细胞毒性 作用的影响.口腔医学纵横,1990.

3. 彭彬,樊明文.牙菌斑浸出液对 Hela 细胞和中性粒细胞的毒性作 用观察.口腔医学纵横,1993.

4. 彭彬,樊明文.牙菌斑浸出液的细胞毒性作用.现代口腔医学杂志,

1993.

5. 彭彬,樊明文.高效液相色谱——电化学检测法测定大鼠牙髓中 5- 羟色胺.口腔医学纵横,1994.

6. 彭彬,樊明文.白三烯与牙髓炎.国外医学口腔医学分册,1993.

7. 彭彬,樊明文.体外牙髓细胞的生物学特征.国外医学口腔医学分册,1994.

8. 樊明文,彭彬,罗玲莉.固齿散对体外人牙龈成纤维细胞的影响.中华口腔医学杂志,1995.

9. 彭彬,樊明文.体外人牙髓细胞的矿化特性.中华口腔医学杂志,1997.

10. 彭彬,樊明文,边专,等.人牙髓细胞体外培养的方法学研究.口腔医学纵横杂志,1997.

11. 彭彬,樊明文.前列腺素与牙髓炎和根尖周病的关系.国外医学口腔医学分册,1999.

12. 程越,彭彬.一氧化氮在牙髓组织中的生物学作用.国外医学口腔医学分册,1999.

13. 黄华,彭彬,陈智,等.羟基磷灰石复合盖髓剂的体外抑菌实验.口腔医学纵横杂志,1999.

14. 程越,彭彬.炎症牙髓中白细胞介素 -2 的检测及意义.中华口腔医学杂志,2000.

15. 彭彬,雷芳,程勇,等.试尖对根管充填质量的影响.口腔医学纵横杂志,2000.

16. 郭继华,彭彬,范兵,等.ProFile 镍钛合金根管预备器械研究进展.国外医学口腔医学分册,2000.

17. 雷芳,彭彬,张俊.Digora 系统测量牙长度的临床分析.牙体牙髓病学杂志,2001.

18. 郭继华,彭彬,范兵.Lightspeed 根管预备器械.牙体牙髓牙周病学杂志,2001.

19. 黄华,彭彬,边专,等.羟基磷灰石复合盖髓剂的动物实验研究.口腔医学纵横杂志,2001.

20. 郭继华,彭彬,范兵,等.镍钛合金器械预备弯曲根管的临床评价.中华口腔医学杂志,2001.

21. 李福军,彭彬.根尖周病发病机制的研究进展.国外医学口腔医学分册,2002.

22. 徐铁华,彭彬.牙周组织中白细胞介素 -8 的调节因子.国外医学口腔医学分册,2002.

23. 彭彬,樊明文,边专.试尖的基本方法及经验.中国口腔医学继续教育杂志,2002.

24. 何红英,彭彬.酸蚀对 Dyract 与牙齿密合度的影响.口腔医学研究,2002.

25. 陈书兰,彭彬,范兵.根管超声冲洗研究进展.国外医学口腔医学分册,2002.

26. 喻红莉,彭彬.根管治疗失败与根内感染.国外医学口腔医学分册,2003.

27. 彭彬,陈书兰,范兵,等.根管超声冲洗效果的临床评价及实验研究.中华口腔医学杂志,2003.

28. 彭彬,郭继华,张俊,等.三种不同器械预备弯曲根管时根管偏移的实验研究.牙体牙髓牙周病学杂志,2003.

29. 吴俊,彭彬,范兵,等.ThermaFil 充填技术体外实验研究.牙体牙髓牙周病学杂志,2003.

30. 李福军,彭彬.大鼠实验性根尖周病的酶组织化学研究.口腔医学研究,2003.

31. 沈雅,彭彬.镍钛合金机用根管器械折断的研究进展.国外医学口腔医学分册,2003.

32. 张伟,彭彬.EZ-Fill 根管预备与根管充填技术.国外医学口腔医学分册,2003.

33. 陈书兰,彭彬,范兵.根管超声冲洗效果的组织学研究.牙体牙髓牙周病学杂志,2003.

34. 张伟,彭彬.热牙胶根管充填技术研究进展.牙体牙髓牙周病学杂志,2003.

35. 沈雅,彭彬,陈智,等.根管预备并发症及充填质量的临床评价.牙体牙髓牙周病学杂志,2003.

36. 程越,彭彬.大鼠实验性牙髓炎和根尖周炎的组织病理学观察.口腔医学研究,2003.

37. 万新辉,彭彬.根管内封入氢氧化钙对根尖周钙离子浓度和pH的影响.口腔医学研究,2003.

38. 张晓磊,彭彬.细胞因子网络对根尖周病损中白细胞介素 -1 的调节.国外医学口腔医学分册,2003.

39. 张伟,彭彬.热牙胶根管充填技术研究进展.牙体牙髓牙周病学杂志,2003.

40. 吴俊,彭彬,范兵,等.ThermaFil 充填技术的临床评价.实用口腔医学志,2004.

41. 张伟,彭彬,陈智.E-Q 根管充填系统的实验研究.牙体牙髓牙周病学杂志,2004.

42. 沈雅,彭彬,范兵,等.镍钛合金根管器械折断的临床分析.中华口腔医学杂志,2004.

43. 沈雅,彭彬.显微 CT 在根管预备中的应用.国外医学口腔医学分册,2004.

44. 张晓磊,彭彬.大鼠实验性根尖周病变中 RANKL 的免疫组化研究.中华口腔医学杂志,2004.

45. 程越,沈雅,彭彬.3172 个根管充填质量的临床评价.中华口腔医学杂志,2004.

46. 夏智敏,彭彬.不同侧方加压器对弯曲根管充填质量的影响.局解手术学杂志,2004.

47. 郑莹,彭彬.MTA 用于犬牙直接盖髓的实验研究.牙体牙髓牙周病学杂志,2004.

48. 夏智敏,彭彬,樊明文,等.两种侧方加压器进入弯曲根管深度的实验研究.牙体牙髓牙周病学杂志,2004.

49. 张文,彭彬,陈智,等.487 颗下颌前牙根管的弯曲情况研究.口腔医学研究,2005.

50. 张伟,彭彬,陈智.E-Q 根管充填系统的临床评价.实用口腔医学杂志,2005.

51. 陈红捷,边专,彭彬.连续波充填技术的研究进展.国外医学口腔医分册,2005.

52. 陈书兰,彭彬,陈智.根管超声冲洗效果的扫描电镜研究.北京口腔医学,2005.

53. 张佳莉,彭彬,陈新明.核因子 κB 与涎腺腺样囊性癌微血管密度、临床病理及预后的关系.中华口腔医学杂志,2005.

54. 张晓磊,彭彬.根尖周病变中破骨细胞分化因子的免疫组化定位.武汉大学学报(医学版),2005.

55. 王莉,彭彬.洗必泰作为根管冲洗剂的研究进展.口腔医学研究,2006.

56. 张瑜,彭彬.影响镍钛合金根管器械表面性状的因素.国际口腔医学杂志,2006.

57. 程越,彭彬,沈雅,等.根管治疗 3 年疗效评价及影响因素分析.中华口腔医学杂志,2006.

58. 夏智敏,彭彬,沈雅,等.2种侧压器进入弯曲根管的深度及充填质量的比较.华西口腔医学杂志,2006.

59. 彭彬,沈雅,樊明文.镍钛合金器械折断的临床特点及防治.中华口腔医学杂志,2006.

60. 徐铁华,彭彬,曲娟,等.人正常或炎症牙髓组织中炎症信号细胞间黏附分子-1表达的研究.牙体牙髓牙周病学杂志,2006.

61. 徐铁华,彭彬,曲娟,等.成人正常、炎症牙髓组织匀浆中IL-8含量的测定.牙体牙髓牙周病学杂志,2006.

62. 陶小玲,彭彬,边专,等.400颗上颌前牙根管弯曲情况的研究.华西口腔医学杂志,2007.

63. 谭青松,彭彬,边专,等.不同浓度次氯酸钠根管超声冲洗的实验研究.口腔医学研究,2007.

64. 谭青松,彭彬,边专,等.三种超声仪根管冲洗的效果的比较.实用口腔医学杂志,2007.

65. 程越,彭彬.磨牙根管治疗后直接充填修复效果的3年临床评价.牙体牙髓牙周病学杂志,2007.

66. 董红,彭彬.METAPEX糊剂防治根管治疗期间疼痛的临床评价.牙体牙髓牙周病学杂志,2007.

67. 夏智敏,彭彬,边专,等.比较两种锥度牙胶尖侧方加压的充填质量.现代口腔医学杂志,2007.

68. 王莉,彭彬.血小板衍生生长因子与骨改建.口腔医学研究,2007.

69. 张军,彭彬.不同类型玻璃离子水门汀氟离子体外释放的比较.牙体牙髓牙周病学杂志,2008.

70. 张军,彭彬.玻璃离子粘固剂及复合体氟离子体外释放的比较.口腔医学研究,2008.

71. 张瑜,彭彬.镍钛根管器械表面性状的观察.口腔医学研究,2008.

72. 王莉,彭彬.血小板衍生生长因子-B的表达与根尖周骨吸收的关系.武汉大学学报(医学版),2008.

73. 史雪聪,彭彬.五种后牙玻璃离子水门汀短期抗压强度的比较.牙体牙髓牙周病学杂志,2008.

74. 董红,彭彬.老年患者隐裂牙的诊断与治疗.临床口腔医学杂志,2008.

75. 董红,彭彬.Metapex糊剂用于感染根管消毒的临床疗效评价.口腔医学研究,2009.

76. 陈红捷,彭彬.连续波充填技术充填弯曲根管的实验研究.口腔医学研究,2009.

77. 史雪聪,彭彬.四种玻璃离子水门汀短期抗压强度的比较.北京口腔医学,2009.

78. 杨菁,彭彬.c-Fos和RANKL在大鼠实验性根尖周炎中表达的相关性研究.口腔医学研究,2010.

79. 张然,彭彬.4种牙本质粘接剂剪切强度的实验研究.口腔医学研究,2010.

80. 张然,彭彬.4种粘接剂牙釉质剪切强度的实验研究.口腔医学,2011.

81. 王吓勇,彭彬,王娇英,等.机用 ProTaper 锉临床折断情况分析.广东牙病防治,2011.

82. 王吓勇,彭彬.显微超声技术处理钙化根管的临床病例分析.牙体牙髓牙周病学杂志,2011.

83. 张瑜,彭彬,任小琼.ProTaper 和 ProTaper Universal 机用镍钛器械在模拟根管内成形能力的研究.口腔医学研究,2011.

84. 彭彬.镍钛根管器械折断的类型及预防.中国实用口腔科杂志,2011.

85. 尼娜,彭彬.TF 与 ProTaper 在树脂根管中成形能力的比较研究.口腔医学研究,2012.

86. 王吓勇,彭彬.牙髓钙化机制及治疗的研究进展.广东牙病防治,2012.

87. 阳沙沙,彭彬.叉头样转录因子 3 的表达与大鼠实验性根尖周炎骨吸收的关系.口腔医学研究,2013.

88. 张文,彭彬.下颌前牙根管根尖部形态的影像学研究.中华口腔医学研究杂志(电子版),2013.

89. 赵丹,牛赟,彭彬.上颌第一恒磨牙近颊根管解剖形态的显微CT研究.口腔医学研究,2013.

90. 张睿,彭彬.p38MAPK 在大鼠实验性根尖病变中的作用研究.口腔医学研究,2013.

91. 郭宇,彭彬.3 种不同镍钛器械对弯曲根管成形能力的研究.口腔医学研究,2014.

92. 谭青松,陶小玲,彭彬.微焦点 CT 技术评价镍钛再治疗器械去根管内充填材料的效果.口腔医学研究,2014.

93. 谭青松,陶小玲,彭彬.镍钛再治疗器械去根管充填材料后的器械损伤评价.牙体牙髓牙周病学杂志,2014.

94. 张然,彭彬.Xeno Ⅲ和 Prime & bond NT 治疗楔状缺损的临床评价.口腔医学研究,2014.

95. 李子夏,彭彬.电感耦合等离子体质谱法测定牙齿微量元素研究进展.口腔医学,2015.

96. 李宗莉,徐冬冬,彭彬.新型镍钛器械 Hyflex CM 的研究进展.口腔医学研究,2015.

97. 刘珊,张洁,朱玲新,彭彬.iRoot BP Plus 对小鼠炎性骨破坏作用的研究.口腔医学研究,2016.

98. 赵丹,彭彬.新型镍钛器械循环疲劳抗性的研究.口腔医学研究,2016.

99. 李宗莉,彭彬.HyFlex、S3、K3XF 以及 ProTaper 在树脂模拟根管中成形能力的比较研究.国际口腔医学杂志,2017.

100. 朱坤婷,余静静,彭彬.甲基丙烯酸羟乙酯对人牙髓组织的毒性及自噬研究.口腔医学研究,2018.

101. 刘敏,彭彬.两种功率 PIPS-Er:YAG 激光对根管内玷污层去除效果的比较研究.口腔医学研究,2018.

102. 夏智敏,吴昌哲,彭彬.3 种镍钛器械预备弯曲根管产生垂直向压力的比较.口腔医学研究,2019.

103. 王紫君,余静静,彭彬.p-STAT3在小鼠实验性根尖周炎中的作用研究.临床口腔医学研究,2020.

104. 晏瑾,彭彬.WaveOne Gold、Reciproc Blue和M3-L在树脂模拟根管中的成形能力比较.临床口腔医学杂志,2021.

105. 唐澜,彭彬.不同冲洗方法清除根管内氢氧化钙的体外研究.口腔疾病防治,2021.

三、英文论文(84篇)

1. PENG B,PETERSEN P E,TAI B J,YUAN B Y,FAN M W. Changes in oral health knowledge and behavior 1987-1995 among inhabitants of Wuhan City,PR China.Int Dent J, 1997.

2. PENG B,PETERSEN P E,FAN M W,TAI B J. Oral health status and oral health behavior of 12-year-old urban schoolchildren in PR China. Community Dent Health,1997.

3. PETERSEN E P,PENG B,TAI B J. Oral health status and oral health behavior of middle-aged and elderly people in PR China.Int Dent J,1997.

4. ZHANG B,PENG B. A new technology of microcrystallizing leucite to reinforce dental glass ceramics.J Wuhan Univ Technol-Mater.Sci.Ed.,2004.

5. SHEN Y,CHEUNG GSP,PENG B. Factors associated with removing the fractured NiTi instruments from root canals. Oral Surg Oral Med Oral Pathol Oral Radiol Endod,2004.

6. PRNG B,PETERSEN E P,BIAN Z,TAI B J,JIANG H. Can school-based oral health education and sugar-free chewing gum programme improve oral health?-Results from a two year study in PR China.Acta Odontol Scand,2004.

7. PETERSEN P E,PENG B,TAI B J,BIAN Z,FAN M W. Effect of a school-based oral health education programme in Wuhan City,Peoples Republic of China.Int Dent J, 2004.

8. JIANG H,TAI B,DU M Q,PENG B. Effect of professional application of APF foam on caries reduction in permanent first molars in 6-7-year-old children:24-month clinical trial.J Dent,2005.

9. JIANG H,BIAN Z,TAI B J,DU M,PENG B. The effect of a bi-annual professional application of APF foam on dental caries increment in primary teeth:24-month clinical trial.J Dent Res,2005.

10. ZHANG X L,PENG B. Immunolocalization of receptor activator of NF Kappa B ligand in rat periapical lesions.J Endod,2005.

11. PENG B,SHEN Y,CHEUNG GSP,XIA T J. Defects in ProTaper S1 instrument after clinical use:longitudinal examination.Int Endod J,2005.

12. CHEUNG GSP,PENG B,BIAN Z,SHEN Y. Defects in ProTaper S1 instrument after clinical use:fractographic examination.Int Endod J,2005.

13. ZHANG X,PENG B,CHEN X. Expressions of nuclear factor {kappa}B,inducible nitric oxide synthase,and vascular endothelial growth factor in adenoid cystic carcinoma of salivary glands:correlations with the angiogenesis and clinical outcome.Clin Cancer Res,2005.

14. CHENG Y,CHEUNG GSP,BIAN Z,PENG B. Incidence and factors associated with endodontic inter-appointment emergency in a dental teaching hospital in China.J Dent, 2006.

15. SHEN Y,CHEUNG GSP,BIAN Z,PENG B. Comparison of defects in ProFile and ProTaper systems after clinical use.J Endod,2006.

16. SHEN Y,BIAN Z,CHEUNG GS,PENG B. Analysis of defects in ProTaper hand-operated instruments after clinical use.J Endod,2007.

17. WANG L,PENG B. Correlation between platelet-derived growth factor B chain and bone resorption in rat periapical lesions.J Endod,2007.

18. ZHANG J,PENG B. In vitro angiogenesis and expression of nuclear factor kappa B and VEGF in high and low metastasis cell lines of salivary gland Adenoid Cystic Carcinoma. BMC Cancer,2007.

19. XIONG H,PENG B,WEI L,ZHANG X,WANG L. Effect of an estrogen-deficient state and alendronate therapy on bone loss resulting from experimental periapical lesions in rats.J Endod,2007.

20. ZHANG X L,PENG B,FAN M W,BIAN Z,CHEN Z.The effect of estrogen deficiency on receptor activator of nuclear factor Kappa B ligand and osteoprotegerin synthesis in periapical lesions induced in rats.J Endod,2007.

21. CHEUNG GSP,BIAN Z,PENG B,SHEN Y,DARVELL B W. Comparison of defects in ProTaper hand-operatedand and engine-driven instruments after clinical use. Int Endod J, 2007.

22. XIA Z M,PENG B,BIAN Z,FAN M W. Comparison of spreader penetration and obturation density during lateral compaction of .04 and .02 tapered master cones.Chin J Dent Res,2007.

23. SHEN Y,BIAN Z,FAN M W,PENG B,CHEUNG GSP. Characteristics of wedged debris in microcracks of clinically used ProTaper rotary instruments. Chin J Dent Res,2007.

24. YANG J,PENG B.Correlation between the expression of c-Fos and osteoclasts in induced periapical lesions in rats.J Endod,2008.

25. ZHANG R,WANG L,PENG B. Activation of p38 mitogen-activated protein kinase inrat periapical lesions.J Endod,2008.

26. XIONG H,WEI L,PENG B. Immunohistochemical localization of IL-17 in inducedrat periapical lesions.J Endod,2009.

27. WANG L,ZHANG R,PENG B. Expression of a novel PDGF isoform,PDGF-C,in

experimental periapical lesions.J Endod,2009.

28. YANG L,ZHANG C,PENG B.Immunolocalization of tumor necrosis factor receptor-associated factor 6 in rat periapical lesions.J Endod,2009.

29. ZHANG W,LI Z,PENG B. Assessment of a new root canal sealer's apical sealing ability. Oral Surg Oral Med Oral Pathol Oral Radiol Endod,2009.

30. ZHANG J,PENG B. NF-Kappa B promotes iNOS and VEGF expression in salivary gland adenoid cystic carcinoma cells and enhances endothelial cell motility in vitro.Cell Prolif, 2009.

31. TAI B J,JIANG H,DU M Q,PENG B. Assessing the effectiveness of a school-based oral health promotion programme in Yichang City,China. Community Dent Oral Epidemiol, 2009.

32. ZHANG C,YANG L,PENG B.Critical role of NFATc1 in periapical lesions.Int Endod J, 2010.

33. XIONG H,WEI L,HU Y,ZHANG C,PENG B.Effect of alendronate on alveolar bone resorption and angiogenesis in rats with experimental periapical lesions. Int Endod J, 2010.

34. ZHANG W,LI Z,PENG B.Ex vivo cytotoxicity of a new calcium silicate-based canal filling material.Int Endod J,2010.

35. YAN P,YUAN Z,JIANG H,PENG B,BIAN Z.Effect of bioaggregate on differentia-tion of human periodontal ligament fibroblasts.Int Endod J,2010.

36. ZHANG W,LI Z,PENG B.Effects of iRoot SP on mineralization-related genes expression in MG63 cells.J Endod,2010.

37. WANG L,ZHANG R,XIONG H,PENG B.The involvement of platelet-derived growth factor-A in the course of apical periodontitis.Int Endod J,2011.

38. ZHU L,WU Y,WEI H,XING X,ZHAN N,XIONG H,PENG B.IL-17R activation of human periodontal ligament fibroblasts induces IL-23 p19 production:differential involvement of NF-κB versus JNK/AP-1pathways.Mol Immunol,2011.

39. ZHU X,HUANG C,PENG B. Overexpression of thioredoxin system proteins predicts poor prognosis in patients with squamous cell carcinoma of the tongue.Oral Oncol, 2011.

40. LIU L,ZHANG C,HU Y,PENG B. B.Protective effect of Metformin on periapical lesions in rats by decreasing the ratio of receptor activator of nuclear factor Kappa B ligand/osteoprotegerin.J Endod,2012.

41. ZHU L,WU Y,WEI H,YANG S,ZHAN N,XING X,PENG B.Up-regulation of IL-23 p19 expression in human periodontal ligament fibroblasts by IL-1b via concurrent activation of the NF-jB and MAPKs/AP-1 pathways.Cytokine,2012.

42. ZHU L,WEI H,WU Y,YANG S,XIAO L,ZHAGN J,PENG B.Licorice isoliquiriti genin

suppresses RANKL-induced osteoclastogenesis in vitro and prevents inflammatory bone loss in vivo.Int J Biochem Cell B,2012.

43. WU Y,ZHU L,WEI H,PENG B.Regulation of matrix metalloproteinases,tissue inhibitor of matrix metalloproteinase-1,and extracellular metallo-protei nase inducer by interleukin-17 in human periodontal ligament fibroblasts.J Endod,2013.

44. ZHAO D,SHEN Y,PENG B,HAAPASALO M. Micro-computed tomography evaluation of the preparation of mesiobuccal root canals in maxillary first molars with Hyflex CM, twisted files,and K3 instruments.J Endod,2013.

45. LIU L,PENG B.The expression of macrophage migration inhibitory factor is correlated with receptor activator of nuclear factor Kappa B ligand in induced rat periapical lesions.J Endod, 2013.

46. ZHU L,YANG J,ZHANG J,PENG B.The presence of autophagy in human periapi-cal lesions.J Endod,2013.

47. HU Y,XIONG H,PENG B. Expression of a cytokine,interleukin-23,in experi mental periapical lesions.Int Endod J,2013.

48. LI Z,HE M,PENG B,JIN Z.Strontium concentrations and isotope ratios in enamel of healthy and carious teeth in southern Shanxi,China. Rapid Commun Mass Spectrom, 2013.

49. ZHU L,YANG J,ZHANG J,LEI D,XIAO L,CHENG X,LIN Y,PENG B.In vitro and in vivo evaluation of a nanoparticulate bioceramic paste for dental pulp repair.Acta Biomater,2014.

50. WU Y,ZHU L,LIU L,ZHANG J,PENG B. Interleukin-17A stimulates migration of periodontal ligament fibroblasts via p38 MAPK/NF-κB-dependent MMP-1 expression.J Cell Physiol,2014.

51. ZHU L,YANG J,ZHANG J,PENG B.A comparative study of BioAggregate and ProRoot MTA on adhesion,migration,and attachment of human dental pulp cells.J Endod,2014.

52. YANG S,ZHU L,XIAO L,SHEN Y,WANG L,PENG B,HAAPASALO M. Imbalance of interleukin-17+T-cell and foxp3+ regulatory T-cell dynamics in rat peri-apical lesions.J Endod,2014.

53. ZHAO D,SHEN Y,PENG B,HAAPASALO M. Root canal preparation of mandibular molars with 3 nickel-titanium rotary instruments:a micro-computed tomo-graphic study.J Endod,2014.

54. ZHANG R,HUANG S,WANG L,PENG B.Histochemical localization of Dickkopf-1 in induced rat periapical lesions.J Endod,2014.

55. LIU L,WANG L,WU Y,PENG B.The expression of MCP-1 and CCR2 in induced rats periapical lesions.Arch Oral Biol,2014.

56. SUN Z,WANG L,PENG B.Kinetics of glycogen synthase kinase（GSK）3β and phosphorylated GSK3β（Ser9）expression in experimentally induced periapical lesions.Int Endod J,2014.

57. WANG L,SUN Z,LIU L,PENG B. Expression of CX3CL1 and its receptor,CX3CR1,in the development of periapical lesions.Int Endod J,2014.

58. ZHANG J,ZHU L X,CHENG X,LIN Y,YAN P,PENG B. Promotion of dental pulp cell migration and pulp repair by a Bioceramic Putty involving FGFR-mediated signaling pathways.J Dent Res,2015.

59. XIONG H,WEI L,PENG B. IL-17 stimulates the production of the inflammatory chemokines IL-6 and IL-8 in human dental pulp fibroblasts.Int Endod J,2015.

60. ZHANG J,ZHU L,YAN P,PENG B. Effect of BioAggregate on receptor activator of nuclear factor-Kappa B ligand-induced osteoclastogenesis from murine macrophage cell line in vitro.J Endod,2015.

61. XIAO L,ZHU L,YANG S,LEI D,XIAO Y,PENG B. Different correlation of sphingosine-1-phosphate receptor 1 with receptor activator of nuclear factor Kappa B ligand and regulatory T cells in rat periapical lesions. J Endod,2015.

62. ZHANG J,ZHU L,PENG B. Effect of BioAggregate on osteoclast differentiation and inflammatory bone resorption in vivo.Int Endod,2015.

63. ZHANG W,PENG B. Tissue reactions after subcutaneous and intraosseous implantation of iRoot SP,MTA and AH Plus.Dent Mater J,2015.

64. ZHU L,ZHANG J,XIAO L,LIU S,YU J,CHEN W,ZHANG X,PENG B. Autophagy in resin monomer-initiated toxicity of dental mesenchymal cells：a novel therapeutic target of N-acetyl cysteine.J Mater Chem B,2015.

65. ZHAO D,SHEN Y,PENG B,HAAPASALO M. Effect of autoclave sterilization on the cyclic fatigue resistance of thermally treated Nickel-Titanium instruments.Int Endod J,2016.

66. LIU S,ZHU L,ZHANG J,YU J,CHENG X,PENG B. Anti-osteoclastogenic activity of isoliquiritigenin via inhibition of NF-κB-dependent autophagic pathway. Biochem Pharmacol,2016.

67. HU X,SUN C,PENG B,CHEN S L,et.Swelling property of PVA hydrogels with different concentration and specifications and its influencing factors. Int J Clin Exp Med,2016.

68. LV F,ZHU L,ZHANG J,YU J,CHENG X,PENG B. Evaluation of the in vitro biocompatibility of a new fast-setting ready-to-use root filling and repair material.Int Endod J,2017.

69. YU J J,ZHU L X,ZHANG J,LIU S,LV F Y,CHENG X,LIU G J,PENG B. From the cover：activation of NF-κB-Autophagy axis by 2-Hydroxyethyl methacrylate commits dental mesenchymal cells to apoptosis. Toxicol Sci,2017.

70. CHENG X,ZHU L,ZHANG J,YU J,LIU S,LV F,LIN Y,LIU G,PENG B. Anti-osteoclastogenesis of mineral trioxide aggregate through inhibition of the autophagic pathway.J Endod,2017.

71. LIU L,DENG J,JI Q,PENG B. High-mobility group box 1 is associated with the inflammatory infiltration and alveolar bone destruction in rats experimental periapical lesions. J Endod,2017.

72. CUI J J,PENG B,LIN W. Effects of combining CBCT technology with visual root canal recurrence in treatment of elderly patients with dental pulp disease. Eur Rev Med Pharmacol Sci,2017.

73. XIAO L,ZHOU Y,ZHU L,YANG S,HUANG R,SHI W,PENG B,XIAO Y. SPHK1-S1PR1-RANKL axis regulates the interactions between macrophages and BMSCs in inflammatory bone loss.J Bone Miner Res,2018.

74. WEI L,LIU M,XIONG H,PENG B. Up-regulation of IL-23 expression in human dental pulp fibroblasts by IL-17 via activation of the NF-κB and MAPK pathways.Int Endod J, 2018.

75. YU J,LIU M,ZHU L,ZHU S,LV F,WANG Y,WANG L,PENG B. The expression of interferon regulatory factor 8 in human periapical lesions.J Endod,2018.

76. HUANG X,CHEN X,CHEN H,XU D,LIN C,PENG B. Rho/Rho-associated protein kinase signaling pathway-mediated downregulation of runt-related trans cription factor 2 expression promotes the differentiation of dental pulp stem cells into odontoblasts. Exp Ther Med,2018.

77. XIONG H,WEI L,PENG B.The presence and involvement of interleukin-17 in apical periodontitis.Int Endod J,2019.

78. ZHU S,ZHU L,YU J,WANG Y,PENG B.Anti-osteoclastogenic effect of epigallo catechin gallate-functionalized gold nanoparticles in vitro and in vivo.Int J Nanomedicine, 2019.

79. SUN X,ZHANG J,WANG Z,LIU B,ZHU S,ZHU L,PENG B. Licorice isoliquiritigenin-encapsulated mesoporous silica nanoparticles for osteoclast inhibition and bone loss prevention.Theranostics,2019.

80. WANG Y,ZHANG J,ZHU L,YU J,LIU M,ZHU S,LIU G,PENG B. Positive correlation between activated CypA/CD147 signaling and MMP-9 expression in mice inflammatory periapical lesion.Biomed Res Int,2019.

81. WANG Y,LIU G,ZHANG J,ZHU L,YU J,ZHU S,LV F,PENG B. Overexpression of Cyclophilin A in human periapical lesions.J Endod,2019.

82. YANG Q,LIU M W,ZHU L X,PENG B. Micro-CT study on the removal of accumulated hard-tissue debris from the root canal system of mandibular molars when using a novel laser-activated irrigation approach.Int Endod J,2020.

83. YU J J, H HUA, SHEN Y, HAAPASALO M, QIN D C, ZHAO D, PENG B, FOUAD A F. Resumption of Endodontic Practices in COVID-19 Hardest-Hit Area of China: A Web-based Survey. J Endod, 2020.

84. YANG Q, LIU M W, ZHU L X, ZHANG J, PENG B. Comparison of Needle, Ultrasonic, and Laser Irrigation for the Removal of Calcium Hydroxide from Mandibular Molar Root Canals. Photobiomodulation, Photomedicine, and Laser Surgery, 2021.

主要参考文献

1. HARGREAVES K M, BERMAN L H. Cohen's pathways of the Pulp. 11th ed. St Louis: Elsevier, 2016

2. INGLE J I, BAKLAND L K. Endodontics. 5th ed. Hamilton: BC Decker Inc., 2002

3. JOHNSON W T. Color Atlas of Endodontics. Philadelphia: W.B. Saunders Company, 2002

4. KIM S, PECORA G, RUBINSTEIN R, et al. Color Atlas of Microsurgery in Endodontics. Philadelphia: W.B. Saunders Company, 2001

5. PITT FORD T R, RHODES J S, PITT FORD H E. Endodontics Problem-Solving in Clinical Practice. London: Martin Dunitz Ltd, 2002

6. STOCK C J R, GULABIVALA K, WALKER R T, et al. Color Atlas and Text of Endodontics. 2nd ed. London: Mosby-Wolfe, 1995

7. WEINE F S. Endodontic Therapy. 5th ed. St. Louis: Mosby-Year Book, Inc., 1996

8. 彭彬. 根管治疗图谱. 北京: 人民卫生出版社, 2008

9. 彭彬. 牙髓病学. 2版. 北京: 人民卫生出版社, 2015

10. 樊明文. 牙体牙髓病学. 4版. 北京: 人民卫生出版社, 2012

11. 周学东. 牙体牙髓病学. 5版. 北京: 人民卫生出版社, 2020

图书在版编目（CIP）数据

根管治疗图谱 / 彭彬主编 . —2 版 . —北京：人民卫生出版社，2022.7（2025.2重印）

ISBN 978-7-117-33364-1

I. ①根… II. ①彭… III. ①牙髓病 – 根管疗法 – 图谱 IV. ①R781.305–64

中国版本图书馆 CIP 数据核字（2022）第 126266 号

人卫智网	www.ipmph.com	医学教育、学术、考试、健康，购书智慧智能综合服务平台
人卫官网	www.pmph.com	人卫官方资讯发布平台

根管治疗图谱
Genguanzhiliao Tupu
第 2 版

主　　编：彭　彬
出版发行：人民卫生出版社（中继线 010-59780011）
地　　址：北京市朝阳区潘家园南里 19 号
邮　　编：100021
E - mail：pmph @ pmph.com
购书热线：010-59787592　010-59787584　010-65264830
印　　刷：北京盛通印刷股份有限公司
经　　销：新华书店
开　　本：787 × 1092　1/16　　**印张：**21.5
字　　数：392 千字
版　　次：2008 年 7 月第 1 版　　2022 年 7 月第 2 版
印　　次：2025 年 2 月第 7 次印刷
标准书号：ISBN 978-7-117-33364-1
定　　价：258.00 元

打击盗版举报电话：010-59787491　E-mail：WQ @ pmph.com
质量问题联系电话：010-59787234　E-mail：zhiliang @ pmph.com
数字融合服务电话：4001118166　E-mail：zengzhi @ pmph.com

52检